Angelika Koppe

Mut zur Selbstheilung
Anleitung zum Gespräch mit dem eigenen Körper

Methode Wildwuchs

© **Copyright**
Angelika Koppe
Institut Angelika Koppe & Partnerinnen, Berlin
info@angelikakoppe.de
www.angelikakoppe.de

Design
Copy Company GmbH, Kelkheim
Pixeldelic, Kelkheim

Status
Neuauflage 2012
ISBN 978-3-00-037489-0

VORWORT ZUR NEUAUFLAGE

Dieses Buch ist ein Klassiker unter den Sachbüchern zur Selbstheilungsarbeit. Ende der 90iger Jahre geschrieben ist es immer noch aktuell: Es beschreibt die METHODE WILDWUCHS, eine Anleitung zur Aktivierung von Selbstheilungskräften, die schon mehrere tausend Menschen genutzt haben. Im heutigen Gesundheitswesen gehört die Methode Wildwuchs als Selbstheilungs-Coaching in den Bereich der „Förderung von PatientInnenkompetenz".

Die Methode Wildwuchs ist eine Anleitung zur Selbsthilfe. Innere Bilder/Visualisierungen ermöglichen den Kontakt zum Inneren des Körpers und auch zum Krankheitsgeschehen. Es braucht Mut, sich mit der Intelligenz und Weisheit des eigenen Körpers zu konfrontieren! Er „erzählt" klar und präzise, was er braucht, was ihn stärkt – und was Sie dafür selbst tun können und lassen sollten.

Die Neuauflage des Buches ist auch eine Gelegenheit, Dank auszusprechen: Einen Dank an die vielen Menschen, die dieser Methode vertraut haben und vertrauen. Und einen großen Dank an die Fachkräfte, die diese Selbstheilungsberatung erlernt haben und sie weiter in die Welt tragen. Es gibt heute europaweit Beraterinnen, die die Methode Wildwuchs anbieten – zu finden im Internet unter www.angelikakoppe.de und www.wildwuchsberaterinnen.eu.

Darüber hinaus ermöglicht Ihnen unser Audioprogramm (Visualisierungsanleitungen) ein selbständiges Arbeiten im Gespräch mit dem Körper.

Viel Freude beim Lesen und Erleben der Methode Wildwuchs!

Angelika Koppe

Berlin 2012

INHALT

EINFÜHRUNG 7

1 GRUNDLEGENDE ELEMENTE VON SELBST-HEILUNGSPROZESSEN 9

Selbstheilungswege beginnen mit Abschied 9
Eine neue Sichtweise von Körper und Krankheit 14
Eigenverantwortung und Eigenmacht 15
Die Arbeit mit inneren Bildern 17

2 DIE METHODE WILDWUCHS 21

Frausein und Frauenkrankheit 22
Die Achtung der weiblichen Körperlichkeit 24
Die Bedeutung von Selbstheilungsarbeit
und Selbstheilung 27
Der Körper als Landschaft 29
Anleitung für Selbstheilungsprozesse 37

3 INNERE KÖRPERREISEN UND VISUALISIERUNGEN 44

Im Kontakt mit Körper und Krankheit 45
Vorbereitung auf die innere Reise 49
Die Visualisierung *Der Sichere Ort* 52
Die Visualisierung *Körpererkundung* 57
Die innere Reise 59
Die Bausteine der Visualisierung *Körpererkundung* 64
Die Qualitäten der Bilder 75
• Zu Besuch im Schoß 84
• Der Ort der Kraft 87

4 DIE ANALYTISCHE VISUALISIERUNG 91

Eigenverantwortlichkeit im Körpergeschehen 91
Analytische Visualisierung als Selbstheilungsbegleitung 96
Die Organaufstellung 104

5 SELBSTHEILUNGSARBEIT IST DAS ERLEBEN VON TRAUERPROZESSEN 105

Die Phasen der Trauer in der Methode Wildwuchs 107
• Krankheitssymptomatik als Körper-Erinnerung 108
• Krankheit als Antwort in Zeiten des Umbruchs 109
• Die Erkrankung als Auslöser für Trauerprozesse 112
• Krankheit als Ausdruck von Körpertrauer 113

6 MIT SELBSTHEILUNGSSCHRITTEN ZUR LEBENSLUST 122

Die Visualisierung zur Erdung 123
Die Reise zur *Weisen Alten* 125
Die Visualisierung *Erster Lösungs- oder Heilungsschritt* 129
Das Selbstheilungsrezept als Gesundheits-Trainingsprogramm 137
• Die Rezeptpunkte 138
Die Auswirkungen von Selbstheilungsarbeit 145
• Selbstheilungsarbeit verändert das Verhältnis
   zur Erkrankung! 145
• Selbstheilungsarbeit erweitert das Selbstbewusstsein
   und die Kompetenz im Umgang mit der Erkrankung! 146
• Selbstheilungsarbeit fördert die Liebe zum
   eigenen Körper! 146
• Selbstheilungsarbeit aktiviert Selbstheilungskraft und
   Lebensmut! 147

7 FRAUENERKRANKUNGEN IM SPIEGEL INNERER BILDER 149

Endometriose 152
• Innere Bilder von Endometriose 160
• Lebensthemen der an Endometriose
   erkrankten Frauen 161
• Qualitäten der Selbstheilungsschritte 162
Myome 163
• Innere Bilder von Myomen 163
• Lebensthemen der Frauen mit Myomen 164
• Qualitäten der Selbstheilungsschritte 166

8 SCHLUSSWORT 169

Die Autorin 170
Sachregister 171

EINFÜHRUNG

Die Methode Wildwuchs ist eine speziell für Frauen entwickelte Methode zur Anregung und Begleitung von Selbstheilungsprozessen, die die Arbeit mit inneren Bildern anleitet. Diese inneren Bilder zeigen die eigenen heilsamen Potenziale und Handlungsmöglichkeiten. Sie eröffnen einen Zugang zum inneren Wissen und zur Weisheit des Körpers mit seinen Selbsthilfe- und Selbstheilungsmöglichkeiten und führen zu einem neuen Umgang mit Körper und Krankheit.

Dieses Buch soll Frauen Lust auf Selbstheilungsschritte machen und sie zur Selbsthilfe verführen:

- Frauen mit körperlichen Beschwerden und spezifischen Frauenerkrankungen, die sich mit Hilfe innerer Bilder förderliche Selbsthilfeschritte erarbeiten wollen
- TherapeutInnen und BeraterInnen mit Interesse an theoretischem Wissen und Erfahrungen körperorientierter Visualisierungsarbeit in Selbstheilungsprozessen
- ÄrztInnen, die erfahren möchten, wie Frauen als kompetente Partnerinnen die medizinische Behandlung durch Selbsthilfeschritte begleiten können

Da die wichtigsten Stationen von Selbstheilungswegen beschrieben und konkrete Anleitungen für Visualisierungsarbeit enthalten sind, können Sie, liebe Leserin, das Buch für die praktische Erkundung von Körper und Krankheit nutzen.

- In einem ersten Schritt lernen Sie, mit Hilfe innerer Bilder eine Eigendiagnose von den Beschwerden Ihres Körpers zu erstellen. Sie erfahren, wie Sie dem Körper innerlich nahe kommen und die körperlichen Symptome als Körpersprache verstehen können.
- Im nächsten Schritt geht es darum, die Eigenverantwortlichkeit aufzuspüren. Sie lernen zu entdecken, welche Geschichte in den Körpersymptomen steckt, mit welchen Lebensmustern sie in Verbindung stehen und welches heilsame Potenzial gelebt werden will.

- Der letzte Schritt ist der Kunst gewidmet, Selbstheilungsschritte als gesundheitsförderliche Handlungen und Rituale für den Alltag zu entwickeln. Damit eröffnen Sie sich neue Möglichkeiten zur Stärkung von Lebensfreude und Selbstheilungskraft.

Bevor Sie nun die Selbstheilungswege und die Methode Wildwuchs kennen lernen, denken Sie doch einmal darüber nach, mit welchem Interesse Sie dieses Buch gekauft haben und jetzt lesen. Was ist Ihr Interesse, was ist Ihre wichtigste Frage? Schließen Sie dabei die Augen, um dies mit Ihrem Herzen zu besprechen.

GRUNDLEGENDE ELEMENTE VON SELBSTHEILUNGSPROZESSEN

Die Möglichkeiten eines kreativen Umgangs mit Körper und Krankheit, von denen dieses Buch handelt, habe ich selbst »am eigenen Leib« erlebt. Vor mehr als 20 Jahren entstand mein Interesse an Selbsthilfemöglichkeiten aufgrund einer eigenen Erkrankung. Im Verlauf der Jahre lernte ich dann durch meine eigenen Erfahrungen und durch die anderer Menschen, was Selbstheilungsprozesse sind und wie sie gestaltend im Leben eines Menschen wirken.

In diesem Buch werden einzelne elementare Bestandteile solcher Selbstheilungsprozesse erläutert und auch praktische Möglichkeiten von Selbstheilungsarbeit vorgestellt. Als LeserIn bekommen Sie einen Einblick in die Voraussetzungen und vielfältigen Möglichkeiten von Selbsthilfearbeit und können einige Schritte anhand der Anleitungen in diesem Buch selbst erproben.

SELBSTHEILUNGSWEGE BEGINNEN MIT ABSCHIED

Über die grundlegenden Elemente von Selbstheilungsprozessen als Grundlage von Selbsthilfe- und Selbstheilungsarbeit berichtet mein eigener Weg zur Selbstheilung.

Im Alter von 24 Jahren machte sich meine Erkrankung eines Tages völlig überraschend durch starke Schmerzen im Unterbauch bemerkbar. Wie viele andere Frauen in der Selbstheilungsberatung empfand ich das plötzliche Auftreten der Beschwerden wie einen »Überfall«, zu dem der Schock über die ärztliche Diagnose eines schnell wachsenden Tumors im Becken sowie der Verdacht auf Gebärmutterkrebs gehörten. Eine Operation schien damals die einzige mögliche Behandlung zu sein. Es war das Jahr 1976, also eine Zeit, in der andere Heilmethoden in Deutschland wenig und mir persönlich überhaupt nicht bekannt waren.

Nach der Operation teilten mir die Ärzte mit, dass es sich bei dem Tumor um gutartiges Gewebe gehandelt habe, aber bei dem Eingriff eine im gesamten Bauchraum verbreitete Endometriose – ein gebärmutterschleimhautähnliches Gewebe und Verwachsungen – festgestellt wurde. Die Endometrioseherde und die Verwachsungen waren entfernt worden; ein Eierstock musste entnommen und der zweite konnte in den Verwachsungen nicht gefunden werden.

Resultat dieses medizinischen Eingriffs war, so wurde mir damals erklärt, dass ich zu 99 % keine Kinder bekommen könnte und ab jetzt lebenslang künstliche Hormone zu mir nehmen müsste. Diese Hormoneinnahme wäre notwendig, da ich sonst wegen der fehlenden Eierstockhormone in die Wechseljahre kommen würde. Dieser Zustand wiederum habe Auswirkungen wie Hitzewallungen, Haarverlust, Haut- und Stimmveränderungen, Osteoporose (eine nicht rückgängig zu machende Knochenentkalkung) und Beeinträchtigungen in der Sexualität. Außerdem handele es sich bei Endometriose um eine relativ unbekannte Gebärmuttererkrankung, bei der die Herde gebärmutterschleimhautähnliches Gewebe im Beckenraum aufbauen und so zur Bildung von Verwachsungen und Zysten führen.

Nach diesen Informationen der Ärzte war ich entsetzt! Die prognostizierte Kinderlosigkeit bedrückte mich dabei nicht so sehr, da ich zum damaligen Zeitpunkt keinen Wunsch nach eigenen Kindern verspürte und eine Adoption als eine gute Alternative erschien. Die Aussicht allerdings, in absehbarer Zeit wie eine »alte« Frau in die Wechseljahre zu kommen, setzte mich junge Frau sehr unter Druck. Auch von Ärztinnen erhielt ich die gleich lautenden Informationen, dass eine Hormonersatztherapie unabwendbar sei.

In der Hoffnung auf ein noch ausreichendes Restchen von Eierstockgewebe in meinem Körper wartete ich fast ein Jahr ab. Nachdem aber die Messdaten der Hormonspiegel negativ waren und nächtliche Hitzewallungen begannen, gab ich innerlich auf und fügte mich in die tägliche Hormoneinnahme. Diese Hormoneinnahme erschien meinem damaligen Körper- und Krankheitsverständnis durchaus einleuchtend. Denn wenn etwas im Körper fehlte, wie meine Eierstöcke, dann musste künstlich Ersatz geschaffen werden.

Diese Sicht auf die Funktionsweise des Körpers hatte ich gelernt und sie folgte den wissenschaftlich fundierten Aussagen der Medizin. Und ich wollte endlich die für mich schlimme Erfahrung des Überfalls durch die Erkrankung, das traumatische Erlebnis von Ohmacht und Schmerz durch die Operation und die Aussicht eines lebenslänglichen Patientinnen-Daseins vergessen.

So versuchte ich meine bis dahin gewohnte Lebensweise normal weiterzuführen. Im Verlauf der jahrelangen Hormoneinnahme nahm ich fast 10 Kilogramm an Körpergewicht zu und zur Zeit der Menses quälten mich schmerzhafte Flüssigkeitsansammlungen in Waden und Brüsten sowie bis dahin unbekannte Migräneschmerzen.

Die Gefühle für meinen weiblichen Körper, die nie besonders positiv gewesen waren, rutschten völlig in den Negativ-Bereich: Ich fand mich hässlich und fühlte mich in meinem psychischen Erleben immer mehr verunsichert: Waren die Launenhaftigkeit, die Nervosität, die depressiven Verstimmungen und die sexuelle Lustlosigkeit Ausdruck der Hormonstörung oder eher die Anzeichen für eine Unzufriedenheit mit den Lebensumständen und in der Partnerschaft? Meine wohlmeinende Gynäkologin bot mir eine Veränderung der Hormondosis an und verschrieb mir ein Medikament gegen die Nebenwirkungen der Hormone.

Mit dem Rezept in der Hand vor der Arztpraxis entstand plötzlich ein ganz klares Nein in meinem Inneren, so als würde etwas in mir dieses Nein sagen. Ich hatte Ohnmacht und Schmerz während der Zeit der Diagnose und Operation der Endometriose ausgehalten, hatte mich bei mehr als zehn Ärzten über andere Möglichkeiten einer medizinischen Behandlung informiert, hatte jahrelang mit der Hormon-einnahme und deren Nebenwirkungen gelebt, fühlte mich fremd in meinem Körper ... Das konnte nicht meine Zukunft sein. In diesem Lebensgefühl konnte ich nicht weiterleben! ES sagte NEIN in mir.

Jahre später habe ich andere Frauen zu ihren Selbstheilungsprozessen interviewt, die von einem ähnlichen Phänomen berichteten. Es waren durchweg kleine Erlebnisse, in denen sich jeweils die innere Stimme unüberhörbar bemerkbar machte und einen deutlichen Hinweis für den weiteren Lebensweg gab.

Der neue Weg wurde in einem Traum oder durch eine wichtige Begegnung mit Menschen oder mittels eines inneren Bildes während des Aufwachens aus der Narkose aufgezeigt. Diese Hinweise signalisierten das Ende der bis dahin gewohnten Umgangsweise mit Körper und Krankheit und auch das Ende gewohnter Gegebenheiten und Sicherheiten des Alltagslebens.

Selbstheilungswege beginnen mit Abschied. Das ist immer wieder meine Erfahrung. Für mich persönlich bedeutete dies vor 20 Jahren, meine

Ohnmachts- und Leidenshaltung zu beenden und andere Heilungswege zu suchen, da die traditionelle Medizin zum damaligen Zeitpunkt keine für mich lebenswerte Perspektive anbieten konnte. Es war für mich ein großer Sprung, den Glauben an eine ausschließliche und umfassende Versorgung durch die Medizin aufzugeben und die eigene Verantwortung für die Qualität meines Lebens als Erkrankte anzunehmen.

Die inneren Abschiede bewirken auch in anderen Lebensbereichen Veränderungen, wie die von mir interviewten Frauen bestätigten. Die Veränderung der Lebensweise geschah nie plötzlich und abrupt, wurde aber immer mit einem inneren Abschied eingeleitet. Eine Betroffene gab ihren übermäßig anstrengenden Beruf auf, andere kündigten ihr sicheres aber unbefriedigendes Beamtenverhältnis, mussten ihre Ehe beenden oder ihre Helferinnenrolle anderen Menschen gegenüber aufgeben.

Die Erfahrungen meiner heutigen soziotherapeutischen Beratungsarbeit zur Begleitung von Selbstheilungsprozessen bestätigen die Notwendigkeit, zu Beginn des Weges von Gewohntem, Sicherem und Vertrautem abzulassen.

In einem tieferen Sinne ist dieser Abschied nicht nur eine Entscheidung, wie beispielsweise das Rauchen zu beenden, obwohl natürlich auch dies einen wichtigen Wendepunkt beinhalten kann. Es ist vielmehr die Entscheidung, zu einer bestimmten Lebensqualität, der gewohnten Lebensführung, Nein zu sagen. Zu wissen, was ich nicht mehr in meinem Leben haben möchte, was wie fallende Blätter im November losgelassen werden muss, damit sich für mich das Wesentliche im Leben neu zeigen kann.

Dieses Prinzip erleben wir in der Natur, wo im Herbst die neuen Knospen an den Zweigen der Bäume erst sichtbar werden, wenn die alten Blätter verschwunden sind und die Sicht freigegeben haben.

Dieser erste Schritt in einem Selbstheilungsprozess ist eine tiefe, einsame Wahl im eigenen Inneren, eine Wahl, die in ihrer Konsequenz nicht zu überschauen und nicht zu kontrollieren ist. Den Tod von etwas Altem zuzulassen oder sogar selbst herbeizuführen, macht Angst. Mut gehört deshalb zum Selbstheilungsprozess: damit alte Sicherheiten, Gewohnheiten, Beziehungen, Verhaltensmuster und Sichtweisen sterben können und Platz geschaffen wird für den Neubeginn.

»Ein uraltes Lebensgesetz ist, wenn du das Alte sterben lässt, dann fällt dir etwas Neues zu. Das alte Blatt fallen lassen wie der Baum, das Loch entstehen lassen, die Leere aushalten ... dann fällt dir etwas Neues zu. Das Risiko im Leben ist, darauf zu vertrauen«, wie eine Betroffene sagte.

In meiner Geschichte begannen nach der Entscheidung für einen eigenverantwortlichen Umgang mit meinem Körper tatsächlich die Zufälle zu wirken. Anfang der 80er Jahre las ich in einem Zeitungsbericht über die Arbeit von Stephanie und Dr. Carl Simonton, die in den USA gemeinsam ein neuartiges Krebstherapie-Konzept entwickelt hatten. Diese Informationen revolutionierten mein Wissen und Denken über Krankheit grundlegend und führten zu einem neuen Verständnis vom Körpergeschehen.

Die Grundannahme der Simonton-Methode besagt, dass die Glaubensmuster von Menschen eine wichtige Kraft für den Verlauf und Heilungsprozess einer (Krebs-)Erkrankung sind. Als Glaubensmuster werden die tiefen, inneren Einstellungen eines Menschen zu sich selbst bezeichnet und diese Lebenseinstellungen beinhalten die persönliche Sichtweise von der Welt und den eigenen Verwirklichungschancen darin. Sie beeinflussen die Lebensfreude und Hoffnung von Menschen, und – so wurde durch Forschungen unter anderem von Carl Simonton belegt – die Glaubensmuster wirken sich auf körperliche Prozesse aus.

In anderen Untersuchungen mit dem Biofeedback-Verfahren konnte nachgewiesen werden, dass Gedanken, Gefühle und Lebenseinstellungen messbare Reaktionen im Körper hervorrufen. So hat beispielsweise allein die Vorstellung Fahrrad zu fahren die Konsequenz, dass die entsprechenden Muskeln aktiviert werden. Andere Forschungen bewiesen, dass Lebensweisen wie Depressionen oder auch Einsamkeit eine Minderung der Abwehrkraft des Immunsystems zur Folge haben.

Im Gegensatz dazu wirken sich Lebensqualitäten wie Hoffnung und Freude nachweisbar stärkend auf das Immunsystem des Körpers aus. Weiterhin zeigten die Forschungen der Simontons, dass über innere Bilder, ähnlich den Bildern unserer Träume, eine Kommunikation mit dem Körper stattfinden kann. Solche Bilder berichten von Körper- und Krankheitszuständen. Durch innere Vorstellungen können heilsame Impulse in die komplizierten Körperprozesse gesandt werden.

Das Ehepaar Simonton hatte auf der Grundlage dieser Forschungsergebnisse ein Genesungsprogramm für die PatientInnen entwickelt, in dessen Verlauf die Kraft innerer Bilder in Form von Entspannungs- und Heilungsvisualisierungen genutzt wurde. Gedankenkraft und heilsame

Visualisierungen unterstützten den Genesungsprozess der an Krebs erkrankten Menschen. Heute ist die SIMONTON-Methode weltweit bekannt und auch in Deutschland bieten Kliniken diese Therapie an.

In einer ähnlichen Weise arbeitete die amerikanische Psychotherapeutin Dr. Rosemary Rodewald, die ihre Erkenntnisse in dem Buch *Magie, Heilen, Menstruation* Anfang der 80er Jahre beschrieb. In ihrer therapeutischen Arbeit mit Frauen erlebte sie, wie Glaubenssätze und Einstellungen über das Frausein mit dem Auftreten von Menstruationsbeschwerden in Zusammenhang standen und diese beeinflussten.

Jahre später lernte ich Jeanne Achterberg kennen, die aus ihrer Arbeit mit vielen an Brustkrebs erkrankten Frauen ebenfalls die Macht der inneren Vorstellungen belegen konnte. Jeanne Achterberg ist an der Entwicklung der neuen Wissenschaft Psychoneuroimmunologie (PNI) beteiligt, die die Zusammenhänge zwischen psychischen und immunologischen Prozessen erforscht.

EINE NEUE SICHTWEISE VON KÖRPER UND KRANKHEIT

Für mich persönlich waren die damaligen neuen wissenschaftlichen Erkenntnisse und Sichtweisen über die Zusammenhänge von Psyche und Körper ein Mut machender Impuls zum eigenverantwortlichen Handeln. Für die Selbstheilungsarbeit und -beratung bedeuten diese neuen Denkmodelle von Körper und Krankheit eine Basis, von der aus eigenverantwortliche Selbsthilfe überhaupt erst möglich ist.

Das »alte« Modell vom weiblichen Körper besagt unter anderem, dass er wie ein »hormongesteuertes Regelsystem« funktioniert. Der Kreislauf eines abgeschlossenen hormonellen Steuerungssystems zwischen Gehirnarealen, Hormondrüsen und weiblichen Organen macht in dieser Auffassung das Spezifische eines weiblichen Körpers aus.

Das neue Denkmodell vom Körper, das von den Forschungen der Psychoneuroimmunologie nachgewiesen wird, geht von einem Zusammenwirken zwischen psychischen Wirkfaktoren wie Lebenseinstellungen, Glaubensmustern, Gefühlen und körperlichen Prozessen aus. Dieser Denkansatz impliziert auch ein verändertes Verständnis von Krankheit.

In dieser Sichtweise von Körperprozessen erscheint Krankheit nicht als eine zu reparierende Störung in geschlossenen und logischen Systemabläufen, sondern wird als eine Aktion des Körpers im Zusammenwirken mit sozialen und psychisch-seelischen Einflüssen verstanden. Krankheit wird damit zu einer Ausdrucks- und Sprachmöglichkeit des Körpers. In diesem Sinne wird Krankheit zu einer Botschaft des Körpers über die Qualitäten einer Lebensweise. Der Körperausdruck *Krankheit* kann so für notwendige Entwicklungen und Wachstumsbestrebungen des Menschen eine bedeutende Informationsquelle und Hilfestellung sein.

Ohne dieses Denkmodell von Körper und Krankheit ist eigenverantwortliche Selbsthilfe nicht vorstellbar. Ich habe in meiner damaligen Erkrankung selbst erlebt, welche Auswirkungen Vorstellungsmodelle und Sichtweisen haben. Das traditionelle mir bekannte medizinische Modell von Körper und Krankheit hatte meine Ohnmacht im Heilungsprozess zur Folge. Ich glaubte, dass nur ärztliches Fachpersonal meinen durch die Erkrankung gestörten weiblichen Regelkreislauf reparieren und mich durch Behandlung gesund machen kann. Meine Haltung als Patientin war die, selbst nichts dazu beitragen zu können.

In der neuen Sichtweise vom Körpergeschehen kam der Psyche eine wichtige Bedeutung für den Verlauf von Krankheits- und Heilungsprozessen zu und bedeutete die Möglichkeit von Eigenmacht. Mit dem anderen Verständnis vom Körpergeschehen konnte ich selber etwas für meinen Heilungsprozess tun, auch wenn ich damals noch nicht wusste was.

Meine Überlegung war: Vielleicht kann ich durch Veränderungen in meinen Gefühlen, Gedanken und Lebenseinstellungen selbst Einfluss auf meinen Körper nehmen und auf meine Hormone einwirken? Es musste also zuerst in meinem Denken möglich werden, selbst etwas für meine Heilung tun zu können.

Die Übernahme von Eigenverantwortung in der Selbstheilungsarbeit erfordert nicht nur den Mut, Neues zu erproben, sondern auch eine für die Entwicklung von Eigenmacht förderliche Sichtweise von Körper und Krankheit zu verinnerlichen.

EIGENVERANTWORTUNG UND EIGENMACHT

Das neue Denkmodell vom Körper inspirierte mich Fragen zu stellen, die für meinen Selbstheilungsweg viele Jahre richtungsweisend sein sollten. Ich wollte wissen, welche Lebenseinstellungen, welche Lebensqualitäten, Verhaltensweisen und Alltagsentscheidungen an Entstehung und Fortbestand meiner Erkrankung mitgewirkt haben konnten.

Wie ist es zu der Erkrankung Endometriose gekommen? Das war die Frage nach meiner Verantwortlichkeit und Eigenmacht, nicht die Suche nach meiner Schuld. Mein Interesse galt, die Hintergründe und Triebkräfte für die Erkrankung zu entdecken und herauszufinden, was ich denn selbst für meine Gesundung und Heilung tun konnte.

In den folgenden Jahren meines Selbstheilungsweges fand ich viele Möglichkeiten und Methoden heilsamer Schritte, die mein Leben nach und nach veränderten. Ich wechselte beruflich in ein Arbeitsfeld, das mir einen Alltag ermöglichte, der meinen persönlichen Bedürfnissen und Interessen von den Aufgaben und Arbeitsbedingungen mehr entsprach.

Ein weiterer wichtiger Bereich war die Umstellung meiner Ernährung auf wirklich nährende Kost. Verschiedenste Massagearten, die ich mir regelmäßig gönnte und auch erlernte, förderten die Wahrnehmung meines mir so fremd gewordenen Körpers.

Mein Körpergefühl veränderte sich allmählich und ich konnte meinen Körper wieder mehr genießen. Ich schenkte ihm mehr Gehör, entwickelte einen freundschaftlichen Kontakt. Sport und besonders das Luna-Yoga (von Adelheid Ohlig) unterstützten dieses neue Körpergespür. Weitere Stärkungsmittel waren die Selbstmedikation mit Vitaminen und Mineralien sowie die naturheilkundlichen Mittel der Anthroposophen. Die wichtigsten Erlebnisse meines Selbstheilungsweges hatte ich aber durch die Selbst-Erfahrung in psychotherapeutischer Therapie, Selbstheilungsgruppen und der Meditation.

In einer Selbsthilfegruppe, die sich unter dem Titel *Krankheit und Selbstliebe* in einem Frauenferienhaus Anfang der 80er Jahre traf, lernte ich die Praxis der Visualisierungen kennen, die ich bis dahin nur aus den Büchern von Simonton und Rodewald theoretisch kannte. Mit Hilfe dieser inneren Bilder erlebte ich neue Zugänge zu Körper und Krankheit. Trance, Fantasiereisen und Körpervisualisierungen faszinierten mich. Die Wahrheit und Mächtigkeit dieser Bilder beeindruckte mich tief und im Laufe der Jahre wurde die Arbeit mit inneren Bildern zu meiner Leidenschaft. Sie sind bis heute das zentrale Element in meinem eigenen Selbstheilungsprozess.

Die Entwicklung eines neuen Körperbewusstseins veränderte das Bewusstsein meines Frauseins und mein Verhältnis zu meiner Erkrankung und meinem Körper. Im Verlauf des Selbstheilungsweges wandelte sich meine gesamte Lebensweise durch das Erfahren neuer Lebensqualitäten. Mein neu gewählter Beruf als Soziotherapeutin mit der Beratung und Ausbildung in Selbsthilfe- und Selbstheilungsbegleitung ist ein wesentliches Resultat dieser Entwicklung.

DIE ARBEIT MIT INNEREN BILDERN

Eine Möglichkeit der Selbstheilungsarbeit ist die Methode, mit inneren Bildern weiterführende gesundheitsförderliche Schritte zu finden. Simonton, Rodewald, Achterberg und andere Therapeuten nutzen diese Methode in der Begleitung von erkrankten Menschen, in Deutschland hauptsächlich mit krebskranken Menschen, Herz- und Kreislauf-PatientInnen und Aidskranken. Auch das Selbstheilungskonzept Methode Wildwuchs basiert auf der Anleitung von inneren Bildern, den Visualisierungen. Ist ein Mensch erkrankt, so stellt sich das Problem, wie die Körpersprache Krankheit entschlüsselt werden kann.

- Wie können die Hinweise, die in einer Körperbeschwerde liegen, erkannt und zugänglich werden?
- Wie können die Symptome verstanden und wie angemessene heilsame Schritte gefunden werden?

Wir alle leben fortwährend in inneren Bildern, auch wenn uns das meistens nicht bewusst ist. »Sich Sorgen machen« erzeugt Vorstellungen über unsere Eigenmacht und Zukunft im Leben. Wenn Sie Ihre Augen schließen und sich einen Menschen mit Sorgen vorstellen, können Sie wahrnehmen, wie diese Person aussieht und wie sich das »Sorgenmachen« auf den Körper auswirkt. Diese Person hat wahrscheinlich eine bestimmte Körperhaltung. Mimik und Fortbewegungsweise drücken ihren Bewusstseinszustand aus.

Innere Bilder sind die Dimension, in der eine Kommunikation zwischen bewusstem Geist und Körper stattfindet. Die erzeugten Bilder wirken als Informationen im Körperorganismus. Andersherum kann der Körper seine Informationen und sein Wissen in Form innerer Bilder an uns senden. Wir können mit unserem Verstand diese Bildersprache entschlüsseln und so die inneren Körperverhältnisse ein Stück weit mehr begreifen.

Grundlegende Elemente von Selbstheilungsprozessen

Einen Zugang zu dieser Dimension und dieser Art von Kontakt zum Körper bekommen Sie, wenn Sie sich in einen leichten Entspannungszustand begeben, still werden und mit all Ihren Sinnen die Informationen aus Ihrem Innersten wahrnehmen.

Die Bezeichnung *Visualisierung* ist im eigentlichen Sinne nicht korrekt, denn die inneren Bilder werden nicht nur angeschaut und visuell aufgenommen, sondern mit allen Sinnen. Riechen, Hören, Fühlen sind Möglichkeiten des Erfassens. Der Informationsgehalt der Visualisierungen ist ein Wissen, das nicht durch Denken über den Verstand erlangt werden kann.

Die Visualisierungen berichten von nicht gewusstem, von unbewusstem Körperwissen. In der wissenschaftlichen Forschung ist unklar, wie und wodurch diese inneren Bilder genau entstehen. Es gibt Vermutungen und Beobachtungen dazu, dass die inneren Bilder mit Körper und Psyche in Zusammenhang stehen, was schon die HeilerInnen in alten Kulturen wussten.

Heute beschäftigt sich die Psychoneuroimmunologie (PNI) als neue Wissenschaft mit diesen Wirkungszusammenhängen. Das Buch von Dr. Carl Simonton *Wieder gesund werden* und die beiden Bücher von Jeanne Achterberg *Gedanken heilen* und *Rituale der Heilung* geben dazu einen umfassenden Einblick.

Für die Darstellung von Selbstheilungsarbeit und insbesondere der Beratungskonzeption Methode Wildwuchs habe ich aus den vielfältigen Forschungsergebnissen zur Bilderarbeit drei Aspekte herausgestellt, die wesentlich für die Bestimmung von Maßnahmen zur Gesundheitsförderung und damit grundlegend für die Selbstheilungsarbeit sind.

Mit ihren wissenschaftlichen Arbeiten belegen Jeanne Achterberg und die Simontons, dass innere Bilder reale, biologisch korrekte Körperzustände aufzeigen. Einige Untersuchungen weisen nach, dass sich in den Bildern Krankheitszustände abbilden, wie beispielsweise Art und Resistenz von Krebszellen oder die genauen zellularen Verhältnisse und Fähigkeiten des Immunsystems. Ebenso zeigt sich der Glaube an die eigenen Kräfte in den inneren Vorstellungen.

Diese wissenschaftlichen Erkenntnisse enthalten wichtige Hinweise für die Arbeit mit Visualisierungen. Sie beinhalten die Möglichkeit, Menschen anzuleiten, sich eigene körperliche Prozesse vor Augen zu führen und sich die eigenen Körper- und Krankheitszustände anzuschauen. Gleichzeitig kann in der Dimension der inneren Bilder die psychisch-seelische Komponente einer Körperbeschwerde Ausdruck finden.

Ein weiterer wichtiger Aspekt für die Selbstheilungsarbeit ist die Erkenntnis der Forschung, dass körperliche Prozesse durch innere Bilder beeinflusst werden.

Ein einfaches Beispiel dafür: Schließen Sie die Augen und stellen Sie sich eine gelbe saftige Zitrone vor ... Nun stellen Sie sich vor, Sie beißen in diese Zitrone hinein ... Als körperliche Reaktion wird sich wahrscheinlich Ihr Speichelfluss vermehren. Ähnliche Reaktionen bewirken Visualisierungen für beispielsweise einzelne Zellen des Immunsystems.

Wenn Sie sich ein Bild vorstellen, dann wird dies einen Impuls im Nervensystem zur Folge haben. Diese Tatsache ist durch das Biofeedback-Verfahren vielfach nachgewiesen, indem Körperreaktionen wie Muskelbewegungen, Herzschlag- und Hauttemperaturveränderungen als Antwort auf innere Vorstellungen gemessen wurden. Denkt eine Person ans Radfahren, so reagieren die entsprechenden Muskeln mit Bewegung.

Die Untersuchungen der PNI bestätigen, dass bei inneren Vorstellungen biochemische Prozesse in Gang gesetzt werden. Eine Vorstellung oder ein Gedanke, eine Sorge oder Freude lösen die Bildung von Botenstoffen wie Neurotransmitter, Hormone und Neuropeptide aus, die die Informationen zu allen Zellen des Körpers bringen und deren Funktionsweise beeinflussen können. Endorphine regulieren als körpereigenes Opiat das Schmerzempfinden mit. Positive Vorstellungen fördern die Endorphinbildung. Organe und einzelne Zellen des Immunsystems, wie die Milz, die Makrophagen und Lymphozyten, können die Information dieser chemischen Botenstoffe empfangen.

Jeanne Achterberg berichtet von Versuchen, in denen einzelne Teile des Immunsystems in ihrem Zusammenwirken durch innere Bilder regelrecht trainiert werden konnten. Die WissenschaftlerInnen nehmen die Vorstellungsbilder als hypothetisches Bindeglied zwischen bewusster Informationsverarbeitung und physiologischen Körperveränderungen an. Sie gehen davon aus, dass innere Bilder wahrscheinlich als ein zentrales Kommunikationsmittel zwischen Körper und Verstand fungieren. Für die Selbstheilungsarbeit bedeutet dieses Wissen die Möglichkeit, Visualisierungen zu entwickeln, die als heilsame Impulse im körperlichen Geschehen wirken können.

Der letzte Aspekt der Bilderarbeit birgt einen ganz besonderen Wert für die Selbstheilungsarbeit mit Frauen. Die Welt der inneren Bilder ist eine wunderbare Möglichkeit, dem eigenen Körper (wieder) nahe zu kommen. Da Vorstellungsbilder mit allen Sinnen wahrgenommen werden können, kann frau sich ein Körperorgan vorstellen und sich in der Vorstellung diesem Abbild nähern. Diese Annäherung wird wie eine wirkliche Berührung, ein realer Kontakt zu dem Organ erlebt.

Besonders für Frauen, die durch frühere Gewalterfahrungen ein schwieriges oder ablehnendes Verhältnis zu ihrem Körper entwickelt haben, stellt diese Qualität von Berührung des Körperinneren eine behutsame neue Erfahrung von Nähe zum eigenen Körper dar. In der Welt der Bilder kann eine Frau sich vorsichtig und langsam wieder ihrer Körperlichkeit nähern, die abgelehnten oder mit Scham belegten Körperorgane und -bereiche anschauen und sie berühren, mit ihnen Kontakt aufnehmen und dabei gleichzeitig Abstand und Tempo, das ihr verträglich ist, bestimmen.

Dieser neuartige Kontakt fördert gleichzeitig den Prozess der Wiederaneignung von Selbstvertrauen, denn das Vertrauen in den eigenen Körper ist die Basis weiblichen Selbstvertrauens.

DIE METHODE WILDWUCHS

Die Methode Wildwuchs ist eine Beratungskonzeption als Anleitung in einen Selbstheilungsprozess für Frauen. Sie unterstützt mit ihrem Verlauf und den verwendeten Techniken die Umwandlung von Ohnmacht im Krankheits- und Heilungsgeschehen hin zur Entdeckung von Möglichkeiten einer kreativen, lustvollen Lebensgestaltung. Durch die Methode wird ein Kontakt zur vermeintlichen Gegnerin »Krankheit« geschaffen, durch den eine Kommunikation über die Bedürfnisse und Gelüste des Körpers stattfinden kann. Dabei wird deutlich, wo die Eigenverantwortlichkeit liegt und welche Veränderungen in der Lebensführung notwendig sind.

Die Erfahrungen aus der Selbstheilungsberatung zeigen, dass der Körper immer an Wachstum, einer Steigerung von Lebensqualität, liebevoller Aufmerksamkeit, besinnlicher und kreativer Alltagsgestaltung und dem Sprudeln von Lebenslust interessiert ist!

Herzstück der Methode Wildwuchs sind verschiedene Visualisierungstechniken, die sich in der heutigen Qualität als Resultat langer Erprobungszeiten herausgebildet haben. Die Visualisierung *Körpererkundung*, die den Beratungsverlauf einleitet, wurde im Zeitraum von sieben Jahren gemeinsam mit Kolleginnen, Lehrerinnen und Seminarteilnehmerinnen als eine für viele Frauen funktionierende Anleitung zur Wahrnehmung vom Körperinneren erarbeitet und entwickelt.

Die Auswertung der inneren Bilder geschieht durch Elemente aus der Gestalt-, Kunst- und Bewegungstherapie, dem Psychodrama und der Trauerbegleitung, um die gesundheitsförderlichen Selbsthilfeschritte aufzuzeigen.

Aus den vielen verschiedenen Erfahrungen von Frauen mit den unterschiedlichsten Erkrankungen ist eine Struktur für Selbstheilungswege gewachsen, die das Konzept Methode Wildwuchs heute bezeichnet und dazu anleitet, körperliche Beschwerden und Erkrankungen in ihrer seelischen und spirituellen Dimension zu begreifen mit dem Ziel, dass eine Frau eigenverantwortlich und selbstbestimmt die gesundheitsförderlichen Maßnahmen für sich erarbeitet, die sie selbst aktiv umsetzen kann: Die Betroffene erstellt unter fachlicher Anleitung ihr individuelles eigenes

Konzept zur Selbstheilung. Die entdeckten, alltagstauglichen Handlungsschritte werden zu einem individuellen Gesundheitstrainingsprogramm zusammengestellt. Das Motto, unter dem diese Arbeit steht, lautet:

> »Im Krankheitsfalle hat frau mehr Möglichkeiten, ihren Heilungsprozess selbst zu fördern, als sie gewöhnlich zu denken wagt – und doch ist Heilung immer auch ein Wunder!«

Dieser Leitgedanke impliziert erstens zu einer offensiven Entfaltung von Eigenverantwortung und Eigenmacht anzuleiten und zweitens die Grenze der eigenen Macht anzuerkennen: Diese Grenze des Einflusses von Menschen auf die Natur und auf unseren eigenen Körper ist unsere Sterblichkeit, unser grundsätzliches Ohne-Macht-Sein dem Tode gegenüber. Krankheit, Gesundheit und Heilung gehören letztendlich auch in den Bereich der Gnade und werfen Fragen auf nach der Lebensaufgabe und dem Lebenssinn.

Unser Einfluss, den wir auf die immer noch geheimnisvollen Lebenskräfte ausüben können, ist begrenzt. Aber unser Wirken kann einen Samen für heilsame Körperprozesse und für psychisch-seelisches Wachstum legen.

FRAUSEIN UND FRAUENKRANKHEIT

Die Methode Wildwuchs ist in zweierlei Hinsicht spezialisiert auf eine Selbstheilungsarbeit mit Frauen. Zunächst entwickelte sich diese Orientierung aufgrund meines Interesses an dem Phänomen Frauenerkrankungen. Die über 3000 Frauen, die ich in meiner Beratungspraxis auf ihrer Suche nach Selbsthilfemöglichkeiten begleitet habe, waren überwiegend an Endometriose, Myomen, Zysten und an der Schilddrüse erkrankt oder von Migräne, Hormonstörungen, Rücken-, Hauterkrankungen und Wechseljahresbeschwerden betroffen. Da sich seit einigen Jahren vermehrt Fachkräfte aus dem Gesundheitsbereich, der Geburtshilfe und dem pädagogischen Beratungs- und Begleitungsbereich in der Methode Wildwuchs fortbilden lassen, erweitern sich die Anwendungsmöglichkeiten zunehmend. Gleichzeitig werden im Institut Angelika Koppe & Partnerinnen Frauen bei der Entwicklung heilsamer Lebensweisen im Beruf mit körperorientierten Visualisierungstechniken trainiert und fachlich begleitet.

Die weiteren Impulse für eine spezifische Ausrichtung der Selbstheilungsberatung auf Frauen ergaben sich aus der Erfahrung, dass das Frausein aufgrund einer langen Tradition ein vielfach gebrochenes Verhältnis der eigenen weiblichen Körperlichkeit gegenüber beinhaltet. So bewirken die häufig erlebten körperlichen Gewalterfahrungen den Umstand, dass jede Art von Körpererkundung für Frauen problematisch sein kann. Diese Besonderheiten weiblicher Realität müssen in den Inhalten, Methoden und Techniken sowie im Vorgehen und Setting der Selbstheilungsarbeit berücksichtigt werden und als Lebenserfahrung in der Beratung eine Antwort erfahren.

In den Anleitungen zur Entspannung der Methode Wildwuchs wird deshalb ausdrücklich die weibliche Körperlichkeit mit einbezogen und in den Anleitungen zur Visualisierung Raum für das Erleben der weiblichen Innenwelten gegeben:

- Sämtliche Entspannungs- und Visualisierungsanleitungen berücksichtigen die Tatsache der häufig erlebten Grenzverletzungen von Frauen durch sexuelle Gewalt.
- Mit Hilfe methodischer Schritte wird die Selbstsicherheit zum eigenen Körper gestärkt. Die Fähigkeit zur Wahrnehmung und Wahrung persönlicher und körperlicher Grenzen wird in den körperorientierten Visualisierungstechniken belebt und ermutigt.
- Die Visualisierungen provozieren eine Reflexion der eigenen Weiblichkeit durch Wahrnehmungsmöglichkeiten des eigenen inneren Frauenbildes.
- Die Anleitungen für die inneren Bilder sind sinnlich. Sie stellen eine neue, erweiterte Dimension sinnlicher Körperwahrnehmung zur Verfügung.
- Die Ausrichtung der gesamten Selbstheilungsarbeit zielt auf die Stärkung von Handlungskraft ab. Selbsthilfeschritte machen die Eigenmacht erlebbar und stärken die Gewissheit, Veränderungen im Leben vornehmen zu können, ihnen gewachsen zu sein.

Körperorientierte Visualisierungsarbeit der Methode Wildwuchs stärkt das Vertrauen in die Weisheit des weiblichen Körpers.

DIE ACHTUNG DER WEIBLICHEN KÖRPERLICHKEIT

Durch meine Arbeit als soziotherapeutische Beraterin habe ich gelernt, mich als »Anwältin« für Körper und Krankheit zu engagieren. Aus dieser Perspektive entstand diese Streitschrift gegen die bestehende gesellschaftliche Missachtung des weiblichen Körpers.

Der monatliche Zyklus von Frauen ist eigentlich ein Wunder. Schon in der kleinen Frau angelegt, beginnt er – einer geheimnisvollen inneren Zeitbestimmung folgend – sich in der Pubertät auszudrücken, deutlich wahrnehmbar als Eisprung und Menses. In matriarchalen Kulturen wurde dieser Lebensrhythmus geachtet und verehrt. Die Verkehrung davon, die Tabus, sind heute noch Zeugen dieser Heiligkeit.

Die ausdrücklichen Zeichen des Frauseins waren in frühen Zeiten etwas Verehrungswürdiges und eine Frau galt als den Geheimnissen des Lebens nahestehend. Sie hatte einen besonderen Zugang zu diesen Mächten, diesen Kräften der Natur. Menses und Macht waren miteinander verknüpft. Nicht nur zum Kindergebären war der Zyklus nützlich, sondern die Menses galten als Ausdruck von Naturkraft, entsprungen und verwoben mit der Schöpfungsenergie der Natur.

Als besonders wichtig wurde dabei die offensichtliche Beziehung zwischen dem Zyklus der Frau und dem Rhythmus des Mondes angesehen. Mit dem Voll- oder Neumond geschahen die Menses. Die früheren Kulturen wussten um diesen Zusammenhang und richteten ihren Lebensalltag daran aus. Der erste geschichtlich nachweisbare Kalender war der Mondkalender, und die Schöpfungskraft von Frauen wurde in Form von mächtigen Mond-Mutter-Göttinnen und der Großen Göttin in vielen Kulturen verehrt. Diese tiefe Verbindung von Frausein mit den Naturrhythmen war die Grundlage für die hohe Achtung von Frauen, die sich in einer starken öffentlichen und religiösen Position der Frauen in vorpatriarchalen Zeiten ausdrückte (Shuttle/ Redgrove: *Die weise Wunde Menstruation*).

Heute herrscht das Unsichtbarmachen der Menses vor, und die medizinische Wissenschaft prägt die gesellschaftliche Definition dessen, was Eisprung und Menstruation als Zyklus sind: ein hormongesteuertes anfälliges Regelsystem. Oberste Schaltzentrale ist der Hypothalamus, der die Befehle in Form von Hormonen an die Hypophyse gibt. Diese wiederum erteilt Befehle an die Eierstöcke, die gehorsam Hormone produzieren.

Nun hat der Eisprung einzusetzen. Bei erfolgtem Ablauf wird der Hypophyse Rückmeldung erstattet. Weitere Informationen werden dann wieder nach unten gegeben, je nachdem, ob ein Ei befruchtet wurde oder ob die Menstruation eingeleitet werden soll. Das Ganze hat nach dem geregelten Zeitplan von 28,53 Tagen zu erfolgen. Der Ablauf dieses Vorganges ist allerdings sehr instabil und störungsanfällig.

So funktioniert im Kern laut moderner Medizin die Spezifik »Frausein«, was sich mittlerweile auch in den Gedanken und Lebenseinstellungen von Frauen und ihrer Haltung dem eigenen Körper gegenüber widerspiegelt. Aus dieser Sichtweise auf den Körper folgt die Ableitung für die richtige Behandlung von Frauenkrankheiten, bei der hauptsächlich mit Hormonen und Operationen in den Regelkreislauf eingegriffen und mit Herausschneiden und/oder Hineingeben repariert wird. Zellwucherungen, Gewebebildung, Herde oder Verwachsungen haben in dem klar definierten Funktionsmodell nichts zu suchen, werden operiert; mit Hormonen wechselweise stimuliert oder gehemmt, und bei Nachlassen der Hormonproduktion durch den Körper, wie in den Wechseljahren, Hormonersatz verabreicht. Das Modell vom Regelkreislauf und Regelzyklus legt fest, was normal ist und was nicht. Dementsprechend wird behandelt – völlig logisch, wie es scheint.

Diese mechanistische Sicht- und Behandlungsweise von Körperbeschwerden wird dann zum Problem, wenn diese Ideologie als gesellschaftlich akzeptiert und wissenschaftlich belegt auch in den Köpfen von Frauen lebt. Das Modell »Frauenkörper« wird in Medizin und Gesellschaft nicht als eine mögliche Theorie dargestellt, sondern als das einzige logisch richtige Verständnis von Krankheitsprozessen.

Dieses gesellschaftliche Paradigma hat zerstörerische Auswirkungen auf das Selbstbewusstsein und den Selbstwert von Frauen: denn das Spezifische des Frauseins wird auf ein störanfälliges Funktionssystem reduziert.

Die gesellschaftliche Verbreitung dieses Körpermodells wirkt wie eine Art Gehirnwäsche in den Köpfen der Frauen. »Frau, du bist keine Wunder-Volle mehr, die neues Leben schaffen kann und die in geheimnisvoller Weise eng mit den Lebensrhythmen verbunden und verwoben ist. Deine Besonderheit basiert auf einem störanfälligen und – abgesehen von Schwangerschaften – unnützen Regelsystem von Eisprung und Menstruation. Wozu sind die Organe nach der Zeit der Gebärfähigkeit da? Wird *Alles-da-unten* nutzlos oder sogar besonders krankheitsanfällig? Dann nehmen wir am besten alles raus.«

Die Methode Wildwuchs

Über die Definition des weiblichen Körpers wird ein wesentlicher Teil des Frauseins erklärt. Diese Definitionen wirken an der Ausprägung von weiblichem Körper- und Selbstbewusstsein wesentlich mit, angefangen bei der Sozialisation kleiner Mädchen bis hin zum Selbstbild der alten Frau.

So wie die inneren Bilder oder Affirmationen unsere inneren Einstellungen mitbewirken, so wirken die beständig wiederholten und ausschließenden Glaubensgrundsätze über das Modell »Frauenkörper« bis in tiefste Persönlichkeitsschichten hinein. Das nenne ich Schwarz-Magie. Denn diese geringe Wertschätzung für den eigenen Körper ist Ausdruck der heimlichen Ohnmacht von Frauen, auch der Frauen, die sich in der Öffentlichkeit beruflich oder politisch eine gesellschaftlich anerkannte Position geschaffen haben.

Diese Ideologie vom Modell »Frauenkörper« ist Ursache dafür, dass Frauen oft klag- und kritiklos die als normal vorgegebenen medizinisch-therapeutischen Behandlungen akzeptieren. Wenn Frauen ihre Gebärmutter als Körperorgan wie einen Arm oder ein Bein erleben würden, wären die in den westlichen Ländern massenhaft vorgenommenen Hysterektomien undenkbar.

Eine nicht zu unterschätzende, wenn auch weniger nachweisbare Auswirkung vom Modell Frauenkörper sind die Isolations- und Entwurzelungsgefühle, die Heimatlosigkeit von Frauen in ihrem Körper. Die gesellschaftliche Entwertung weiblicher Körperlichkeit beeinflusst die individuelle Nicht-Beachtung und Ablehnung des eigenen Körpers, die Körperverlassenheit als Haltung sich selbst gegenüber.

Im Gegensatz zu der früher im Bewusstsein verankerten Verbundenheit zwischen dem Frauenkörper und den Rhythmen der Lebensenergien behauptet das heutige Modell die Abgeschlossenheit des hormonell regulierten Regelsystems gegenüber Einflüssen von außen. Zwar wird von fortschrittlichen MedizinerInnen und der psychosomatischen Medizin der psychischen Befindlichkeit ein Einfluss auf den weiblichen Zyklus eingeräumt. Ein weitergehendes Zusammenwirken von Körper und anderen Lebenskräften ist jedoch für das Regelmodell undenkbar, da wissenschaftlich nicht messbar.

So erscheint das Körperleben von Frauen als ein in sich geschlossenes und ohne Verbundenheit mit der Außenwelt funktionierendes System. Für den Weltbezug von Frauen bedeutet dies eine Reduzierung oder gar den Verlust der Gewissheit vom Eingebundensein in Natur und Schöpfung.

Historisch gesehen beendeten die Patriarchen in Kirche und Staat mit der Verbrennung von Frauen als Hexen die Überlieferungen vom Wissen über die Geheimnisse weiblicher Naturverbundenheit. Hexen waren gesellschaftlich das Verbindungsglied zu den alten matrizentrischen Gesellschaften. Sie waren die Trägerinnen von jahrtausendealtem Wissen. Die moderne Gynäkologie mit ihren Paradigmen und Therapiequalitäten entstand erst nach der Zeit der Hexenverbrennung.

Den gewaltsamen Einschnitt in die Geschichte von Frauenmacht durch das Verbrennen von hunderttausenden Frauen, denen ihr Wissen und ihre Heilkünste vorgeworfen wurden, betrachte ich in seinen Auswirkungen als einen zentralen, kollektiven Akt der Entwurzelung von Frauen.

Zusammengefasst hat die gesellschaftliche Ideologie des Modells »Frauenkörper« selbstentfremdende Konsequenzen für Frauen. Nicht nur in der erzeugten Fremdheit dem eigenen weiblichen Körper gegenüber, sondern auch in der Schmälerung und dem Verlust des Glaubens an die Verbundenheit und Verwurzelung der Lebensprozesse, was sich in dem Verlust von spirituellem Zuhausefühlen fortsetzt, das jedoch wesentlich ist für die Kraft des Glaubens in Heilungsprozesse und Selbsthilfe.

DIE BEDEUTUNG VON SELBSTHEILUNGSARBEIT UND SELBSTHEILUNG

Mit Selbstheilungsarbeit bezeichnet die Methode Wildwuchs das Bestreben, eine Antwort auf die Bedürfnisse des Körpers zu finden und zu leben. Das erfordert zunächst, dem Körper zu trauen und auf die Beschwerde oder Erkrankung einzugehen, ihren Signalcharakter zu achten, sie anzuschauen und kennen lernen zu wollen. Auf die erkannten Bedürfnisse und Hinweise des Körpers eine Antwort zu geben, ist ein weiterer Schritt in der Selbstheilungsarbeit.

Wie wichtig das Handeln in einem Selbstheilungsprozess ist, belegen die Erfahrungen aus der Arbeit mit krebserkrankten Menschen. Glaube, Hoffnung und der Entschluss, Leben und Gesundheit in die eigene Hand zu nehmen, sind gesundheitsförderliches Handeln. Die Erfahrungen aus meiner Selbstheilungsberatung bestätigen, dass die durch Krankheit aufgezeigten Körperbedürfnisse und -gelüste durch Handlungen erlöst und befriedigt werden müssen. Wenn der Körper mehr Aufmerksamkeit und

Die Methode Wildwuchs

Pflege braucht, sind nur entsprechende Handlungen eine glaubwürdige Antwort. Notwendige Körpernähe und -berührung wollen ganz praktisch und konkret durch Massagen, Streicheln und Ähnliches vom Körper erlebt werden. Erkenntnisse und Wissen sind wichtig, aber allein nicht ausreichend.
Denn persönliches Wachstum geschieht immer sichtbar und spürbar.

Selbstheilungsarbeit stellt eine besondere Art von Kontakt zum eigenen Körper und der Krankheit her. Heilung geschieht im Kontakt und ist immer Kontakt zu sich selbst, den Mitmenschen, zur Natur und zum Göttlichen. Der Widerstand oder Widerwille, den wir als Schutz vor verdrängten Erlebnissen, unterdrückten Gefühlen oder dem Loslassen von Altem erleben, erfordert meist die Begleitung eines anderen Menschen in die von Furcht erfüllten Lebensbereiche. Krankheit, so wie ich sie erlebt habe und bei anderen Menschen alltäglich miterlebe, weist oft auf eine versteckte Seite in unserer menschlichen Existenz hin, die vom Körper aufbewahrt wird.

Selbstheilungsarbeit bedeutet nicht, sich von möglichen Angeboten der Medizin und des Gesundheitswesens abzuwenden. Selbstheilungsarbeit ist vielmehr das Entwickeln von Selbsthilfe und Lebenslust. Im Krankheitsfall stärkt diese Arbeit die Selbstsicherheit und Kompetenz für das eigene Körpergeschehen und die eigenverantwortliche Wahl bei notwendiger medizinischer Behandlung.

In der Methode Wildwuchs wird Selbstheilung als ein Prozess des menschlichen Ganz-Werdens verstanden. Es ist ein Heil-Werden durch das Annehmen aller Aspekte einer Persönlichkeit mit ihrer jeweiligen Geschichte. Ein Erkenntnisprozess über die Eigenverantwortlichkeit in der Gestaltung des individuellen Lebensalltags. Selbstheilung umfasst den Lernprozess, die Grenzen menschlicher Macht anzuerkennen und die persönliche Eingebundenheit in allgemein gültige Naturgesetze zu achten.

Mit dieser Sichtweise kann ich meine Krankheit, meine Schicksalsschläge, meine Alltagsbegegnungen und -bedingungen und mein Eingebundensein in Gesellschaft und Natur auf eine neue Art wahrnehmen und erforschen. Dabei entsteht eine Transformation der Ohnmachtsgefühle, sodass in gleichem Maße die Lebensenergie, die Lust am Leben und Wachsen, wieder aktiviert und freigesetzt werden kann für neue Wünsche und Ziele eines erfüllenden Lebensalltags.

Aus meinem eigenen Selbstheilungsprozess habe ich gelernt, dass Heilung ein lebenslanger Prozess ist: Heilung bedeutet für mich heute, dass ich mit allem Frieden schließen kann. Mein Verständnis von Heilung bezieht alle Lebensbereiche und -prozesse mit ein, die zu meinem Mensch-Sein gehören. Mich von dem Dunklen im Leben, von abgelehnten Persönlichkeitsanteilen und Verhaltensweisen, von Krankheit und Tod, Gewalt und Krieg berühren zu lassen und diesen Lebenstatsachen einen Platz in meinem Lebensalltag zu geben.

Heilung ist somit mehr als Gesundheit. Bin ich gesund ohne Eierstöcke und mit niedrigem Hormonspiegel? Was bedeutet körperliche Gesundheit für einen Heilungsweg?

Eine Freundin aus der Trauerbegleitung formulierte es so: »Für manche Menschen bedeutet es Heilung zu sterben.«

DER KÖRPER ALS LANDSCHAFT

Wenn Sie auf der Suche nach persönlichen Selbsthilfe- und Selbstheilungsmöglichkeiten sind oder sich professionell für diese Thematik interessieren, ist es von zentraler Bedeutung, welche Sichtweise, welches Verständnis Sie vom Körper mit seinen vielfältigen, komplizierten Prozessen haben.

Die eigene Sichtweise von Körper und Krankheit ist grundlegend für die Einschätzung, wie weitreichend Ihre Einwirkungsmöglichkeiten im Krankheits- und Heilungsprozess sein können. Welches Bild Sie sich vom Körper und seinem Eigenleben machen, bestimmt den Handlungsbereich, den Sie zu haben glauben, um auf körperliche Prozesse Einfluss nehmen zu können. Ihr Verständnis vom Körper und Ihre Vorstellung von Krankheit und Heilung bestimmen maßgeblich, was Sie sich selbst als machbar in Heilungsprozessen zutrauen. Mit dieser inneren Einstellung definieren Sie Ihre Eigenmacht.

Die Selbstheilungsarbeit nach der Methode Wildwuchs basiert auf einem ihr eigenen Verständnis von Körper und Krankheit. Als eine Anleitung von Selbsthilfe zur Selbstheilung wurzelt die Methode in einer neuen Sichtweise von Körperprozessen und -wahrnehmungen und hat sich als Erkenntnis aus den erlebten Selbstheilungswegen herauskristallisiert.

● ● ●   Die Methode Wildwuchs

Diese erweiterte Sichtweise von Körper und Krankheit ist die Grundlage der Selbstheilungsarbeit, die in einem vergleichenden Bild verständlich wird.

Dieses Bild, das den Körper als eine »Gartenlandschaft« symbolisiert, bietet ein Denkmodell, in dem die Möglichkeiten und Grenzen von Selbsthilfe und Selbstheilung reflektiert und bestimmt werden können.

● ● ●   Stellen Sie sich Ihren Körper als Gartenlandschaft vor. Ein abgegrenzter besonderer Landschaftsbereich mit verschiedenen Organen und Rhythmen in einem fortwährenden Entwicklungsprozess. Diese Gartenlandschaft entsteht in ihrer abgegrenzten und besonderen Form zunächst durch die Geburt, eingebettet in das sie umgebende Gebiet, das gesamte Land. Dadurch ergibt sich für diese Gartenlandschaft eine spezielle Herkunft mit einer (Familien-)Tradition, die ihre Beschaffenheit und Besonderheit wesentlich mitgestaltet. Diese Landschaft ist wiederum verbunden mit dem gesamten Naturgeschehen der Umgebung, den Qualitäten des Wetters, der Luft, des Wassers. Auch diese Einflussfaktoren wirken bei der Entwicklung und Gestaltung des Landschaftslebens mit. Die Landschaft steht zudem in Interaktion mit den umliegenden anderen Landschaften und wird von ihnen beeinflusst. Sie bildet sich in ihrer einzigartigen Besonderheit während der Kindheit aus.   ● ● ●

Wir selbst sind die Hüterin dieser Landschaft, die eine bestimmte Einstellung und Haltung ihrem Garten gegenüber hat, ihn achtet oder ablehnt, liebt oder hasst, die den Garten pflegt oder unbeachtet lässt, die in die Landschaft eingreift, etwas einpflanzt, einarbeitet, oder beseitigt und die Neues und von außen Kommendes zulässt. Wir haben ein Leben lang die Entscheidung, wie wir in der Landschaft wirken, welche Eigenarten und Ausgewogenheiten wir herstellen. Wir gestalten die Landschaftsmerkmale bewusst und unbewusst. Unsere geistigen Einstellungen wirken sich auf unsere Verhaltensweisen und unser Tun aus. Vielleicht hat unsere Existenz ja eine karmische Dimension, und wir haben mit dieser Landschaft eine spirituelle Aufgabe oder einen bestimmten Lebenssinn erhalten.

Unsere Körperlandschaft ist in vielfältiger Weise in die verschiedenen Wirkungsmechanismen und Zusammenhänge eingebunden, die das Leben ausmachen. Im Verlauf unserer Lebenszeit entsteht und formt sich die Einzigartigkeit unserer Gartenlandschaft. Pure Lebens- und Wachstumsenergie drückt sich in allen Facetten ihrer Gestaltung aus, in ihrer Schönheit und in ihren schwachen Bereichen. Einflüsse, die die Vernachlässigung, Beschädigung oder gar das Unterdrücken von Bereichen der Gartenlandschaft erzeugen, hinterlassen ihre Spuren, und da die Landschaft ein organischer Lebenszusammenhang ist, wird sich dieser Einfluss auch auf das Gesamtwachstum der Landschaft auswirken.

Das bedeutet, wenn in einem Bereich eine Störung auftritt oder eine Blockade entsteht, so wirkt sich das auf die vitalen Verhältnisse der anderen Bereiche des Organismus aus. Es entstehen dort Druck und Stauung, und Funktionen und Abläufe verschieben sich. Um dennoch eine gewisse Harmonie der Landschaft zu bewahren, schafft der Körper einen Ausgleich für diesen lebens- und wachstumsfeindlichen Zustand. Dieser Balance-Vorgang kann dann beispielsweise eine »Missbildung« als ein Zeichen von Wachstum an verkehrter Stelle hervorbringen oder einen Fremd-Körper, den wir als Krankheit bezeichnen.

Schauen wir uns an, welche Einflüsse bei dem Entstehen von spezifischen Frauenkrankheiten eine Rolle spielen könnten: Stellen Sie sich vor, in einem Landschaftsbereich, in dem die weiblichen Organe eine Gemeinschaft bilden, steht von Geburt an ein Schild mit der Aufschrift: *Nur zur Fortpflanzung – ansonsten unnütz!*

Dieses Schild kennen fast alle Frauen, sie kennen es aus der Frauentradition ihrer Familie, aus Landschaftsgärten anderer Frauen. Dieses Schild ist völlig normal, wird (fast) nicht mehr als ungewöhnlich wahrgenommen oder ist nicht mehr bewusst, weil wir es gewohnt sind. Wenn Frauen diese Schildaufschrift als Wahrheit glauben und dieser Glaube zu einer tiefen, grundlegenden Lebenseinstellung wird, reagiert frau auf bestimmte Regungen und Wachstumsbestrebungen in diesem Bereich wahrscheinlich mit Verdrängen. Einfach eine Plane darüber decken, einfach vergessen, Triebe abschneiden oder unbemerkt etwas freilassen – mit Schuldgefühlen.

Frauen werden mit vielen verschiedenartigen Verbotsschildern zu ihrem Frausein und ihrer Körperlichkeit sozialisiert. In einigen Gärten gibt es mehr Schilder als in anderen, oder die Aufschriften lauten anders. Historische Gegebenheiten, wie die Familientradition als Landschaftsgeschichte, schaffen die Voraussetzungen, in die wir hineingeboren wurden. Die Geschichte und Kultur der umliegenden Gesamtgesellschaft beeinflusst ebenso unseren individuellen Bereich. In unserer deutschen Kultur hat die Ideologie des Faschismus nachhaltig ein Frauenbild zementiert, das den weiblichen Organen, insbesondere der Gebärmutter, lediglich eine auf Fortpflanzung reduzierte Funktion zugesteht.

Diese Vorstellung ist längst nicht passé. Oder welche Funktion hat Ihre Gebärmutter für Sie persönlich, wenn sich keine Kinder darin entwickeln?

Ein weiterer wichtiger Einfluss für das Entstehen von Frauenerkrankungen ist die zunehmende Verschmutzung und Verseuchung unserer Lebensumstände und Nahrungsmittel. Gift im Wasser und verpestete Luft haben natürlich Auswirkungen auf den Landschaftsorganismus. Forschungen der Umweltmedizinischen Beratungsstelle der Frauenklinik Straubing beispielsweise zeigen das Ausmaß dieser Einflussfaktoren auf.

Bei weiblichen Gartenlandschaften kommt noch ein besonders zu beachtender Umstand hinzu: Viele Gartenlandschaften haben Kriege erlebt, psychische und physische Gewalt. Ihre Grenzen wurden missachtet, niedergetrampelt. Es entstanden Löcher in den Grenzen, oder die Grenzen verschwanden ganz. Teile des Gartens wurden zerstört durch körperliche oder psychische Gewalt, beschnitten durch Beschneidungen, entfernt durch Operationen, vergiftet durch ständige Medikation.

In meiner Selbstheilungsberatungspraxis hat sich im Laufe vieler Jahre gezeigt, dass der Körper Erinnerungen an diese Gewalt aufbewahrt und mit Symptomen auf diese Erinnerung aufmerksam macht. Ein eindringlicher Beweis dafür ist, dass bei etwa jeder dritten Frau, die wegen einer Frauenerkrankung in unsere Beratung kommt, sexuelle Gewalterfahrungen in ursächlichem Zusammenhang mit der Erkrankung stehen!

Diese Erfahrungen aus der Beratungsarbeit zeigen, dass die körperlichen, emotionalen und seelischen Gewalterfahrungen zwar von unserem Alltagsbewusstsein abgespalten und scheinbar vergessen werden. Unser Körper bewahrt aber diese Ereignisse mit den dazugehörigen Gefühlen auf und verkörpert diese dunklen Erlebnisse.

In der Selbstheilungsberatung, in der wir auch der Genese von körperlichen Beschwerden nachgehen, zeigt sich dann meist folgendes Paradox: Körperliche Symptome geben nicht nur Hinweise auf unterdrückte Lebenspotenziale, wie die eigene weibliche Kreativität zu entwickeln oder den Körper zu beachten und zu genießen, sondern die Symptome selbst heben die Erinnerung an das »Was-nicht-sein-darf« auf, unabhängig von gut oder schlecht, ob Gewalterfahrungen, Trauer, Schmerz oder Ekstase, Wut und Lebenslust.

Die Symptome erinnern nicht nur an das Angstmachende, an die Lebensenergie unterdrückenden Erlebnisse einer Lebensgeschichte und berichten nicht nur von der Reduzierung weiblicher Potenziale. Auch die Erinnerung an die ungel(i)ebten Impulse und Triebe, an die nicht gelebte Lebenslust wird belebt durch den Kontakt mit den als krank bezeichneten Körpersignalen.

Uns selbst erscheint zunächst das, was nicht leben durfte, als ekel- und angsterregend, hässlich und dumm. So kann uns die eigene wiederentdeckte Lebenskraft und Körperlust Angst machen, wie ein Schatten unserer Persönlichkeit, der Beachtung und Raum in unserem Leben fordert.

Damit kommen wir zu einem zentralen Einflussfaktor. Die Auswirkungen, die die Hüterin der Gartenlandschaft durch ihre Lebensweise erzeugt, sind in ihren Folgen nicht immer sofort erkennbar und einsehbar.

Die Reaktionen der Landschaft geschehen in nicht direkt wahrnehmbaren, unbewussten Bereichen. Der Gartenorganismus verarbeitet viele Eindrücke und Einflüsse unterirdisch und kommuniziert mit anderen Landschaftsorganen auf uns unbekannte Weise. Die Hüterin steht bei ihrem Wirken in ihrer Eigenverantwortlichkeit und Eigenmacht. Sie wirkt mit ihrer Lebenseinstellung, ihrer Haltung im Leben, den Gedanken, Gefühlen mit den entsprechenden Verhaltensweisen und Alltagshandlungen auf ihre Gartenlandschaft ein.

Können Sie sich vorstellen, wie all die genannten Gegebenheiten und Einflussfaktoren, wie all diese Kräfte auf die Entwicklung der Gartenlandschaft wirken? Manche von ihnen hinterlassen sichtbare Spuren, andere Einflüsse wirken als unsichtbare Kräfte. Und in all diesem Wirken und Wachsen entsteht plötzlich etwas, was scheinbar so nicht in die Gartenlandschaft gehört. Etwas, das als Fremdkörper, als Verhärtung, Verwachsung oder Wucherung entdeckt wird. Wie kommt so etwas hier in diese Landschaft?

Wir nennen dieses Etwas eine körperliche Beschwerde oder Krankheit.

Im Denkmodell der Körperlandschaft wird die Störung zu einer ungewohnten Definition von Krankheit und Beschwerde. Krankheit erscheint als ein kreativer Akt der Körperlandschaft, denn das Erschaffen einer Wucherung erfordert höchste Aktivität und Energiekonzentration und ist ein lebendiges Geschehen.

Neutral gesehen ist Krankheit eine Ausdrucksmöglichkeit von Lebensenergie. Ein Ausdruck lebendiger Verhältnisse, der eindrücklich auf gestörte, disharmonische Zustände in der Gartenlandschaft hinweist. Der Körper weiß dabei, was er tut! Und das bedeutet, dass der Körper von den Möglichkeiten weiß, wie die Harmonie in der Landschaft auf andere Art und Weise wiederhergestellt werden kann.

Wir haben gelernt, dieses oder jenes als krank zu bezeichnen, einer bestimmten Erscheinung von Lebensenergie den Namen Krankheit zuzuweisen Diese Definition enthält bereits die Bewertung, was normal und gesund ist. Überprüfen Sie an dieser Stelle doch einmal Ihren eigenen Sprachgebrauch und Ihre Einstellung, was Krankheit für Sie im eigentlichen Sinn bedeutet?

In unserem Denkmodell der *Körperlandschaft* ist Krankheit ein Ausdruck von Verhältnissen und Zuständen in einer Landschaft, von ihrer Geschichte und Tradition, ihren ökologischen und sozialen Lebensbedingungen, ihren individuellen tief begründeten Lebenseinstellungen und Alltagshandlungen und ihres spirituellen Lebenssinns.

Selbstheilungsarbeit nach der Methode Wildwuchs hat zum Ziel, dass frau sich eine heilsame Antwort auf das Körpersignal Krankheit geben kann. Wie reagiert die Hüterin der Landschaft auf die Feststellung, dass sich Krankhaftes plötzlich in ihrem Landschaftsgarten zeigt? Wird sie solche Prozesse und Gebilde ignorieren, sie herausreißen (lassen), Gift spritzen oder wird sie sich die Fakten der Körperlandschaft anschauen und erforschen? Was wird sie für einen heilsamen Prozess tun oder unterlassen?

Die Mittel und Wege, die eine Frau als Reaktion auf eine Erkrankung ergreift, sind in hohem Maße von den Paradigmen, dem Wissen und den materiellen Möglichkeiten der umliegenden Gesamtkultur abhängig. In unserer westlichen Kultur sind bei Menstruationsschmerzen bestimmte Behandlungsmöglichkeiten bekannt, erwiesen und vorgegeben. In anderen Kulturkreisen verfügen Frauen über andere heilsame Behandlungsformen.

In der Methode Wildwuchs ist die Frage nach den Ursachen für die Entstehung und Aufrechterhaltung der Erkrankung und danach, wie frühere Lebensweisen die körperlichen Prozesse beeinflusst haben könnten, sekundär. Wichtig ist diese Frage nur im Zusammenhang mit der Suche nach zukunftsweisenden Möglichkeiten zur Stärkung der Selbstheilungskraft des Körpers.

Zu dem bisher entwickelten Bild von Körper und Krankheit möchte ich zwei Frauen zu Wort kommen lassen, die über viele Erfahrungen und tiefes Wissen aus ihren eigenen Selbstheilungswegen verfügen. Es sind zwei mögliche Sichtweisen vom Krankheitsgeschehen, die Sie auf sich wirken lassen und mit Ihrer eigenen Definition vergleichen können.

Die folgenden Zitate stammen aus Interviews, in denen Frauen von ihren Erfahrungen mit Selbstheilungswegen berichtet haben und sind im Originalwortlaut wiedergegeben.

Die erste Frau, hier Ursula genannt, schien aufgrund mehrerer Bandscheibenvorfälle und entsprechender Operationen ihr Leben im Stahlkorsett verbringen zu müssen. Heute arbeitet sie als Heilerin in einem von ihr gegründeten Zentrum für Gesundheit und Lebensenergie.

Ursula: »*Also, wenn mein Rücken reagiert, weiß ich heute sofort, dass ich irgendwo in Unbalance bin. Sei es, dass ich zu viel gearbeitet habe oder, dass ich einen Konflikt noch nicht gelöst habe oder ich bin in einer Beziehung noch nicht klar genug. Ich sehe jetzt meinen Rücken als ein wunderbares Signal, um weiterzugehen. Ich bin in Kontakt mit ihm, für mich ist das jetzt eine große Hilfe im Leben.*«

Interviewerin: »*Damit sind wir bei meiner nächsten Frage, nämlich wie heute deine Einstellung zu Krankheit ist? Vielleicht auch im Vergleich zu früher? Mich interessiert dein Krankheitsverständnis, das dich sagen lässt, Krankheit oder Schmerzen sind für mich ein Signal.*«

Ursula: »*Ja, das ist für mich nur noch ein Signal. Für mich gibt es Krankheit nicht mehr.*«

Interviewerin: »*Kannst du das ein bisschen beschreiben?*«

Ursula: »*Krankheit ist für mich ein Signal des Körpers, ein Signal, dass Körper, Geist und Seele nicht mehr in Balance sind. Das bedeutet, wenn ein Signal gesetzt wird, muss ich schauen, wo der Ausgangspunkt war, wo der Schmerz angefangen hat, wo ich aus der Balance zu mir selbst ausgetreten bin. Und wenn ich diesen Punkt habe, kann ich mich wieder neu erfahren oder neue Schritte dafür tun, um in ein besseres Gleichgewicht zwischen Körper, Seele und Geist zu kommen. Und das bedeutet natürlich Selbstheilung. Ob ich das alleine schaffe oder mit Unterstützung oder mit Begleitung, ist ein anderer Punkt. Ich sehe Krankheit nicht mehr als etwas*

Krankmachendes an, sondern Krankheit ist für mich ein Stein auf dem Weg, wo ich stolpern kann, wo ich mich auch mal anstoßen kann, aber wo ich auch merken kann: Ach, da ist ein Stein, den muss ich mir angucken ... und ich mach einen Schritt drüber hinaus. In meiner Heilarbeit ist es sogar so, dass über meine Energiearbeit Krankheitssignale hervorgerufen werden, die ich als Ausdruck und Meilenstein in einem Selbstheilungsprozess verstehe. Die Menschen können dann über ihre eigenen Krankheitssignale in einen ganzheitlichen Gesundungsprozess kommen.«
Interviewerin: »Also die Krankheitssignale tauchen dann auf und signalisieren: Hier! Da musst du noch weiter arbeiten, da ...«
Ursula: »... da musst du noch weiter arbeiten, da ist ein Konflikt, ja!«

Eine andere Betroffene, im Folgenden Hanna genannt, hat einen abenteuerlichen Selbstheilungsweg erlebt, den sie aufgrund der Diagnose von Tumoren in ihrer Brust (Fibroalinome) begann. Heute leitet sie ein Zentrum für Tantra.

Hanna: »Mein Verständnis von Krankheit hat sich radikal geändert. Früher hab ich natürlich wie jeder Mensch geglaubt, na ja, wenn etwas im Körper nicht stimmt, dann muss man zum Arzt gehen. Der Körper muss repariert und der Schmerz abgestellt werden. Das Teil muss aus dem Körper raus und Ersatzteile rein. Von diesem mechanistischen Krankheitsverständnis bin ich ganz weggekommen zu einem Krankheitsverständnis, in dem der Krankheitsprozess ganzheitlich gesehen wird. Das ist eine Sichtweise, die davon ausgeht, dass der Körper erst krank wird, wenn das Bewusstsein schon krank ist. Es ist die Auffassung, dass wir als Menschen eine Einheit von Körper und Seele sind, und unsere Seele bedeutet Bewusstsein und noch vieles mehr. Auf jeden Fall, da wir mit sehr beschränktem Bewusstsein leben und von unserer Seele fast nichts mehr wissen, laufen tausend Sachen schief, nicht nur in unserem Körper, sondern in unserem Leben überhaupt.

Worum es also geht, ist dieses Zusammenspiel von Körper und Bewusstsein, von Körper und Seele. Wenn mein Bewusstsein so beschränkt ist, dass ich nur noch wie ein Roboter lebe und mit meinem wirklichen göttlichen Wesen nicht in Kontakt bin, denken sich Körper und die Seele im Zusammenspiel allerhand aus, um mich wachzurütteln. Krankheitssymptome sind so etwas wie Warnsignale vom Körper und von der Seele, damit ich mit meinem Leben nicht einfach weiter machen soll, wie bisher. Ich soll wach werden und lernen, dass und wie ich anders leben könnte. Nämlich voller Ekstase, voller Freude, voller Erfolg und nicht mehr mit all den Selbstbeschränkungen, mit denen ich früher gelebt habe.«

ANLEITUNG FÜR SELBSTHEILUNGSPROZESSE

Herzstück der Methode Wildwuchs ist die Arbeit mit den Visualisierungstechniken. Diese zur Körpererkundung spezifizierten unterschiedlichen Visualisierungsanleitungen für die Forschungs- und Heilungsvisualisierung eröffnen als »innere Reisen« tieferliegende Bewusstseinsschichten, die wichtige Informationen und Hinweise zur Erkrankung preisgeben. In den inneren Bildern zeigen sich die Verbin-dungen zwischen Körper, Geist und Seele. Der Körper liefert Informationen in Form von Bildern und unser Bewusstsein kann lernen, diese Bilder zu erkennen und die Botschaft der Bilder, und damit die Sprache des Körpers, besser zu verstehen.

Die Bilder sind wie eine Schicht, in der die Verbindungsfäden zwischen dem Körper und seinen Befindlichkeiten einerseits und dem Alltagsbewusstsein mit seinen Gefühlen und Entscheidungsmustern andererseits aufgespürt und erspürt werden können. Die Beschäftigung mit den inneren Bildern ist dabei keine Sightseeingtour. Vielmehr ist diese Art von Körperwahrnehmung eine innere Berührung mit dem Körperinneren.

Die Leitfragen für den Selbstheilungsprozess sind:

- Wie und durch was kann die Hüterin die eigenen heilungs- und gesundheitsförderlichen Kräfte der Körperlandschaft aktivieren?
- Was sind überhaupt Selbstheilungskräfte?
- Wo schlummern sie und wie können wir sie entfachen und stärken?
- Was kann ich selbst tun?

Wenn wir in dem vergleichenden Bild der Körperlandschaft bleiben, so ist die Methode Wildwuchs eine Anleitung und Begleitung für die Hüterin der Landschaft. Die Methode hilft Einwirkungs- und Hand-lungsmöglichkeiten zu erkunden. Das ist der Orientierungspunkt von Selbsthilfe- und Selbstheilungsarbeit. Welche Faktoren eine Krank-heit letztendlich verursacht oder wodurch sie sich herausgebildet hat, bleibt unwesentlich.

Konkret verläuft die Selbstheilungsberatung nach der Methode Wildwuchs als Drei-Schritte-Programm mit sinnvoll aufeinander abgestimmten Weg-Stationen.

Der erste Schritt ist ein Hineingehen in die Körperlandschaft, um den Ort der Erkrankung mit allen Sinnen wahrzunehmen und kennen zu lernen. Dieser erste Schritt des Selbstheilungsprozesses ist die Eigendiagnose. Stellen Sie sich die Hüterin der Körperlandschaft vor, wie sie in die Gartenlandschaft hineingeht, sich dem »gestörten« Bereich nähert und alle Sinne öffnet.

Durch das Sehen, Riechen, Hören, Fühlen, Schmecken wird der Organismus erkundet. Es gehört Mut dazu, sich dem Kranken, das wir nicht mögen und das uns wahrscheinlich Angst macht, zu nähern und es sinnlich zu erfassen. Frauen mit Endometriose sehen beispielsweise den Schoß, den Raum der weiblichen Organe, als ungemütlich-kühle Grotte. Fast schon typisch ist die grau–dunkle Farbe, die feucht-kalte Atmosphäre. Auch der muffige Geruch von altem Blut wird manchmal wahrgenommen. Dazu gehören Gefühle von Ungeborgenheit, Wut, Ekel, Angst und Trotz. Die versprengte Schleimhaut wird häufig als etwas Bläulich-Kaltes gesehen, das auf den verschiedenen Organen im Beckenraum sitzt, oder als schwammartiges Gewächs mit einzelnen piksenden Spitzen, die frau nicht berühren kann. Oder als knubbelig–wulstige, gallertartige Masse, kalt und glitschig, umgeben von den dunklen Strängen der Verwachsungen.

Es gehört Mut dazu, den erkrankten Bereich zu befragen, was hier fehlt, und sich in diesen Körperbereich hineinzuversetzen, sich mit ihm zu identifizieren und mit ihm zu verschmelzen, um ihn auf diese Weise intensiv zu erspüren. Wichtig ist dabei, wie dieses Körpergebiet mit dem gesamten Körpergeschehen in Verbindung steht. Oft können dabei Zusammenhänge und Verbindungen mit anderen Symptomen entdeckt werden.

> Krankheit ist ein Bericht des gesamten Körper-Lebens und im Körper sind auch die Quellen der Kraft zu finden. Diese Orte, die für die Förderung der Gesundheit wichtig sind und heilsame Kräfte bereithalten, gilt es aufzuspüren!

Die Technik, die in der Methode Wildwuchs für diese Phase der Wahrnehmung von Körperverhältnissen eingesetzt wird, ist die Visualisierung *Körpererkundung*. Es ist eine Reise ins Körperinnere. Eine Visualisierung, die in eine neue, unbekannte Dimension des Selbsterkennens und -erfahrens führt.

Die inneren Bilder zeigen eine tiefgründige Lebensdimension und führen in sie hinein. Diese dem Alltagsbewusstsein nicht zugängliche Dimension ist ein energetisches verwobenes Netz aus körperlichen Prozessen, psychisch-seelischen Mustern, persönlichen Lebensgewohnheiten und historisch, soziokulturell und ökologisch gewachsenen Lebensbedingungen.

Mit der Selbstheilungsarbeit wird in und durch Visualisierungen eine Art Röntgenblick entwickelt und das erkrankte Gewebe durchleuchtet, sodass die verschiedenen Lebensfäden, die mit der Erkrankung in Verbindung stehen und sie mitbewirken, sichtbar werden können.

Eine Visualisierung ist eine Tür, die sich öffnet und in die hintergründigen Schichten von Lebens- und Krankheitsprozessen führt!

Der nächste Schritt beinhaltet, die Eigenverantwortung im Krankheits- und Gesundungsgeschehen aufzuspüren. In einer speziellen Analytischen Visualisierung kann frau ganz konkret nachvollziehen, wie sie selbst die Verhältnisse in diesem Körperbereich mitbewirkt, wie ihre Lebens- und Glaubensgrundsätze, ihre Meinungen, Entscheidungen, Gefühle und Taten gestaltend wirken.

Wenn Sie sich jetzt das vergleichende Bild der Körperlandschaft vorstellen, so geht die Hüterin der Landschaft in den Garten hinein zum erkrankten Bereich und beginnt einen inneren Dialog mit dem, was für die Erkrankung wichtig erscheint. Die Körperlandschaft selbst erzählt, welche Geschichte in den Symptomen steckt und was gebraucht wird. Wir müssen nur Bereitschaft und Mut aufbringen zuzuhören.

Beispiel einer Erkundungsreise in die Körperlandschaft:

●●●　　»Der Gang im Schoß ist dunkelblau und mir wird beim Durchschreiten und Befühlen übel, ich ekle mich. Dann komme ich in eine Art Höhle, in der der Klumpen (gutartiger Tumor) liegt. Der Klumpen scheint riesig zu sein, sehr wütend und feindselig. Ich erwarte geradezu, dass er anfangen wird, mich anzubrüllen und zu beschimpfen. Ich habe große Angst, will eigentlich gleich wieder wegrennen … Auf die Frage, warum er immer größer und größer wird, kommt die Antwort: Da sich die

Schnüre immer fester um ihn herumwickeln, drücke er dagegen, werde innen hohl. Gleichzeitig gibt er zu, dass die Schnüre vielleicht auch ein Schutz sind.«

● ● ●

In dieser Phase muss meist viel Trauerarbeit geleistet werden. Es ist ein Erinnern an die Vergangenheit, ein Hinabsteigen in das Geflecht krankmachender Lebensmuster. Oftmals kann durch diese Innenschau erlebt und erkannt werden, wie Krankheit sich herausgebildet hat, wie sie »gemacht« wird und welche Ohnmachten in der Vergangenheit dabei eine Rolle spielten und noch spielen. Diese Arbeit fördert das Gespür für die Eigenverantwortlichkeit bei der Körpergestaltung, dem Krankheitsgeschehen und bei der Gesundung. Gleichzeitig eröffnen sich Möglichkeiten, durch die Wahl neuer Lebenseinstellungen, Verhaltensweisen und Handlungen den eigenen Heilungsprozess selbst fördern zu können.

Wenn sich die Hüterin der Landschaft auf diese Weise dem Körperinneren nähert, in Kontakt damit steht und der Körpersprache zuhört, zeigen die inneren Bilder nicht nur die inneren Krankheitsverhältnisse, sondern auch das, was der Körper braucht. Die inneren Bilder ermöglichen es sogar, eine Vorstellung zu entwickeln, wie der heilsame Prozess verlaufen könnte. Denn der Körper schenkt uns heilungs- und gesundheitsförderliche Bilder.

Der dritte Schritt der Methode Wildwuchs ist der Kunst gewidmet, gesundheitsförderliche, praktikable Handlungsoptionen in Selbstheilungsschritten zu finden, die der individuellen Er-Lebenssituation der Betroffenen angemessen sind. Der nächstliegende Knotenpunkt im Netz der Aspekte und Dimensionen eines Krankheitsgeschehens muss nun gefunden und die weiterführenden Fäden in die Hand genommen werden. Oft kann der Körper selbst erzählen, was er braucht, welche wachstums- und entwicklungsförderlichen Maßnahmen er vorzuschlagen hat, was seine Selbstheilungskräfte sind und wie sie unterstützt werden können.

Gefunden werden diese Fäden und Schritte, indem wir uns auf die eigene innere Stimme besinnen, die die innere Beraterin symbolisiert. Die spezielle Visualisierung *Erster Lösungs- oder Heilungsschritt* eröffnet den Zugang zum intuitiven Körperwissen. Die Hüterin der Landschaft besinnt sich auf die eigenen Kraftquellen, die ihr unabhängig von jeder Behandlung zur Verfügung stehen.

Damit kommt die Lebenslust wieder zu Wort und erhält neue Luft zum Atmen. Die Lust am Leben und Wachsen wird aktiviert!

Dazu das Beispiel einer Frau mit Rückenbeschwerden:
»... und je öfter ich solche Reisen unternahm, umso mehr und umso zusammenhängender konnte ich sehen: Zuerst waren es nur einzelne Wirbel und diverse Farbeindrücke, später konnte ich meine ganze Wirbelsäule erkennen und auch die Stelle von der das Problem ausgeht. Ich konnte in das Innere meiner Wirbelsäule gelangen, in ihr herunterrutschen, bis zur Problemstelle. Diese Stelle zeigte sich als ein Raum, dessen Ausgang so verengt war, dass ich ab hier nicht mehr weiterkonnte. Hier fing meine Arbeit an: Der Ort brauchte Licht und Energie und ich brachte diese mit meiner Vorstellung in den Körperbereich hinein. Ich konnte den Gang nach und nach erweitern. Mitt-lerweile machte ich diese Reise in meinen Rücken täglich und mit der Zeit konnte ich einen Durchgang schaffen. Der Gang war nun weit genug, um weiter zu gehen. Dieser Erfolg zeigte sich auch in meinem Gesamtzustand.«

Am Schluss einer Selbstheilungsberatung zieht die Hüterin der Landschaft ein Resümee aus den gewonnenen Informationen und Erkenntnissen. Mit einem Stift in der Hand schreibt sie auf, welche notwendigen Schritte des Handelns als lebensnotwendige und heilsame Konsequenz folgen müssen. Die Erfahrungen zeigen, dass für die Aktivierung von Selbstheilungskraft neue Qualitäten im Handeln und im Tun notwendig sind. Der neu gewonnene Kontakt zum Körperinneren fordert seinen äquivalenten Ausdruck im Außen durch neue Handlungen und Lebensweisen im Alltag.

In der Beratung wird ein Plan zusammengestellt, wie die neu gefundenen, heilsamen Qualitäten in den normalen Alltag gebracht und dort etabliert werden können. Diese Zusammenstellung von Selbsthilfeschritten trägt in der Methode Wildwuchs die Bezeichnung »Das Selbstheilungsrezept« und ist ein mehrwöchiges Trainingsprogramm für die neuen gesundheitsförderlichen und heilsamen Handlungsschritte.

Das Selbstheilungsrezept enthält sehr oft völlig neue Möglichkeiten der Alltagserfahrung, wie beispielsweise durch die Wertschätzung des eigenen Körpers mit Aufmerksamkeit und Pflege, durch Mutproben für neue Verhaltensweisen, durch Alltagsrituale, die die Lebensfreude stärken, oder durch notwendige Abschiede, die nun vollzogen werden.

So wandelt sich durch behutsames, liebevolles Zuwenden zum Körper, durch Umdenken und durch kreatives neues Handeln nach und nach das

Erleben der Körperlandschaft und wird wieder zu einem lebendigen, lustvollen, wilden Erfahren. Zusammenfassend ist die Methode Wildwuchs eine Anleitung mit individuellen Schritten in einen Selbstheilungsprozess hinein:

- Das Körperinnere wahrzunehmen und damit in Kontakt zu stehen, um eine innere Berührung zu erleben
- Informationen und heilsame Bilder zu Körper und Krankheit vom Körper selbst zu erfahren
- Ein inneres Bild von gesundheitsförderlichen Alltagshandlungen als Geschenk zu erhalten und als verändernde Lebensqualitäten im Alltag zu praktizieren

Die Selbstheilungsarbeit hat also nicht nur Aufdeckungscharakter, sondern zielt darauf ab, dass Frauen mit Beschwerden neue Ansatzpunkte für eigene gesundheitsfördernde Maßnahmen finden. Die Arbeit resultiert in Veränderungen des Alltags, die praktikabel und sofort machbar sind.

Diese Veränderungen sind in ihren Konsequenzen immer ein Abschied von alten Gewohnheiten und Sicherheiten und erfordern deshalb Mut für das Erleben von neuen, unbekannten Lebensqualitäten. Nicht die Fragen nach den Ursachen von Erkrankungen stehen bei der Selbstheilungsarbeit im Vordergrund, sondern die psychischen, seelischen und sozialen Lebensbedingungen von erkrankten Frauen und die Frage nach einer gesundheitsförderlichen Perspektive im Alltag:

- Wozu dient und wie geschieht die tägliche Aufrechterhaltung der Symptome?
- Welche Aufforderung zum Handeln steckt verschlüsselt in den Krankheitssymptomen?
- Auf welche Unausgewogenheiten und Unzumutbarkeiten im individuellen und gesellschaftlichen Frauenleben machen sie aufmerksam?
- Was sind die heilungsförderlichen Kräfte und das heilsame Potenzial?

Grundlegende Sicht- und Herangehensweise der Arbeit ist der Signalcharakter jeder körperlichen Erkrankung. Der Körper drückt durch Krankheitssymptome etwas Lebenswichtiges aus. Die Krankheitssymptome können als »Sprache des Körpers« Hinweise auf Unausgewogenheiten und Unzumutbarkeiten in unserer Lebensweise geben. In diesem Sinne hat Krankheit einen Sinn.

Frauenkrankheit berichtet in besonderer Weise von der Entwertung und Reduzierung weiblicher Potenz und Kreativität, den Selbsthass auf den eigenen Körper, nicht gelebte Erotik und Lust, Unterwerfung unter Mütterlichkeitsnormen, psychische und physische Gewalterlebnisse, Selbstentwertung und Armut, Isolationsgefühle und Schutzbedürfnisse.

Dies sind beispielhafte Themen, die sich in Körpersensationen Beachtung verschaffen. In den Symptomen verschlüsselt aufbewahrt werden zugleich auch die ungelebten, verbotenen Lebensträume und Sehnsüchte nach einem lustvollen Alltag. Und das ist das Geschenk des Körpers, das in einem Selbstheilungsprozess angenommen werden kann.

INNERE KÖRPERREISEN UND VISUALISIERUNGEN

Nachdem Sie sich für einen Selbstheilungsprozess entschieden haben, ist der erste Schritt, sich dem eigenen Körper und der Erkrankung zu nähern, um einen Kontakt herzustellen. In diesem Kapitel möchte ich Sie zu einer Reise in Ihren eigenen Körper, zu den Orten der Beschwerden und zu den Orten seiner Kraft und seiner Heilungspotenziale einladen. Es kann eine Reise in Ihren eigenen Selbstheilungsweg sein. So können Sie die Methode Wildwuchs praktisch und konkret am eigenen Körper kennen lernen.

Jeder der nun folgenden Schritte eines Selbstheilungsprozesses ist genau beschrieben. Auch wie die Vorbereitung sein sollte, wie dieser Schritt von anderen Frauen erlebt wurde und welche Methoden Ihnen zur Auswertung und Nachbereitung zur Verfügung stehen. Ihre Eigenverantwortung ist es, bei jedem Schritt und vor jeder Anleitung genau zu prüfen, ob Sie diesen allein oder lieber mit Begleitung durch eine Freundin oder von Seiten einer professionellen Beratung erleben möchten.

Die Wegstationen der Selbstheilungsarbeit:

1. Erstellen einer Eigendiagnose durch eigene, innere Bilder von der Erkrankung oder körperlichen Beschwerde.
2. Eigenverantwortlichkeit aufspüren: der Frage nachgehen, welche Geschichte in dem Krankheitssymptom steckt und welches heilsame Potenzial gelebt werden will.
3. Selbstheilungsschritte durch neue gesundheitsförderliche Handlungsmöglichkeiten für den Alltag entdecken.

Bei dieser Reise werden Sie Ihre Körperrealität und Ihr Körperwissen neu und ungewohnt erfahren. Aus meiner langjährigen Beratungspraxis weiß ich, dass gleich zu Beginn einer Reise in Ihre Selbstheilungswege zwei Hindernisse lauern, die schon am Start zögern lassen. Es sind die Themen Schuld und Ohnmacht. Wie zwei dicke Findlingssteine am Eingang des Weges bilden diese Themen das Anfangs-Hindernis, das vorab Beachtung und Aufmerksamkeit fordert.

IM KONTAKT MIT KÖRPER UND KRANKHEIT

Seit Anfang der 80er Jahre entwickelt sich gesamtgesellschaftlich eine neue, ganzheitliche Betrachtungsweise von Körper und Krankheit, in deren Kontext die Schuldfrage im Krankheitsfalle neu gestellt wird. Insbesondere in Diskussionen um Krankheitsursachen und um die Verteilung von Verantwortung im Arzt-PatientInnen-Verhältnis stand und steht die Frage nach der Eigenverantwortung der Erkrankten im Mittelpunkt und damit zwangsläufig auch die Frage nach der Schuld: »Habe ich meine Krankheit durch eine falsche Lebensweise verursacht und bin ich deshalb schuld daran?«

Gerade für Frauen, die sich oft im Grunde ihrer Existenz »falsch« oder »schlecht« fühlen, ist diese Sichtweise gefährlich, da sie das Selbstbewusstsein und die Lebensführungskompetenz schwächt.

Schuld und Scham liegen bedingt durch die weibliche Entwertungs-Sozialisation eng beieinander. Für Frauen ist es vertraut, sich für alles mögliche Denkbare schuldig zu fühlen. Warum nicht auch für ihre Krankheiten? Aus unserer Erfahrung mit der Selbstheilungsarbeit bewirkt gerade dieses Sich-schuldig-Fühlen, dass Frauen oft zögern, in eine Beratung zu kommen. In Vorgesprächen zeigt sich bei vielen Frauen die Befürchtung, durch die Selbstheilungsarbeit den Schuldbeweis bestätigt zu bekommen.

Im Umgang mit der Schuld-Thematik hat sich bewährt, zunächst zwischen echter Schuld und Schuldgefühlen zu differenzieren.

Echte Schuld setzt objektiv eine Täterschaft, wie beispielsweise bei aktiver Gewaltanwendung oder passiv bei kollektiver Schuld, wie etwa im Faschismus, voraus. Im Unterschied dazu sind Schuldgefühle eine emotionale Befindlichkeit, aus deren innerer Haltung heraus eine Person auf ihre Identität, ihre Gedanken, ihre Handlungen sowie auf ihre Umwelt reagiert.

Um die Selbstheilungskraft zu fördern und belebende Lebensweisen entwickeln zu können, ist es immens wichtig, das Empfinden von Schuldsein durch die Sichtweise »Ich-habe-Fehler-gemacht« zu verinnerlichen. Diese Sprachregelung erlaubt uns, sich mit dem was fehlt, was falsch gelaufen ist, auseinander zu setzen. Es entsteht ein geistiges Klima, aus dem heraus das, was falsch ist, anerkannt werden kann und das uns auffordert, das, wie etwas falsch ist und wie es wieder gutgemacht werden kann, zu untersuchen. Es ist die Herausforderung, sich selbst in der eigenen Unzulänglichkeit zu sehen, sich auszuhalten und sich selber zu verzeihen, wenn es nicht wieder gutzumachen ist.

Wenn eingestandene Fehler aber keine Änderung im Verhalten bewirken, bleiben verbale Schuldbekenntnisse lediglich Mittel zum Zweck, um alles beim Alten zu belassen: Dann dienen Schuldgefühle und das Beklagen von Fehlern zum Verschleiern der wahren Antriebe. Die wirklichen Quellen einer Tat verschwinden im Beklagen. Alles bleibt so, wie es ist, und die Handlungen wiederholen sich. So können Schuldgefühle die Notwendigkeit von Veränderungen hinwegnebeln und das Beklagen wird zum Ersatz für wirklichen Wandel durch verantwortliches Handeln.

Im Krankheitsfalle führt die Frage nach der Schuld lediglich zum Beklagen vergangener Handlungen, ist also rückwärts gewandt und führt nicht zu einem konstruktiven Umgang mit echter Schuld und Schuldgefühlen.

In den Selbstheilungsprozessen sind die Analyse zurückliegender Missstände und Untaten und die nachträgliche Reparatur von Vergangenem nicht relevant. Vielmehr geht es um die erfrischenden und belebenden Fragen nach der eigenen Verantwortung, nach der Eigenverantwortung: Was braucht mein Körper für Wohlgefühl und Gesundung? Was fehlt ihm und welches Handeln ist dafür als Antwort von mir erforderlich? Durch welche alten Einstellungen gegenüber dem Leben behindere ich meine Lebenskraft und Lebensfreude? Was muss ich an alten Lebensregeln und -prinzipien aufgeben? Welche Lebenseinstellungen und Verhaltensweisen fördern und stärken mich, meinen Mut, meine Kraft, meine Eigenliebe?

Die Leitlinien für Selbstheilungsprozesse werden durch neue, heilsame Fragen entwickelt und die Methode Wildwuchs ist ein lernender Weg, in dessen Verlauf Sie erleben können, was Eigenverantwortung und Eigenmacht für Sie bedeuten. Ausgangspunkte sind dabei die beiden Grundbegriffe »Ver-Antwortung« und »Eigen-Macht«, in denen die Begriffe Antwort und Macht enthalten sind.

Verantwortung bedeutet eine Antwort geben auf körperliche Beschwerden und Krankheiten, mit denen sich unser Körper ausdrückt und zu uns spricht. Macht steht für das Suchen und Entdecken was für uns machbar ist, was wir durch unser Verhalten und Handeln machen können.

Für mich persönlich beinhaltet Eigenverantwortung, den Anteil in meinem Leben zu entdecken, der in meiner eigenen Gestaltungsmacht liegt, und dabei die Grenzen meines Einflusses und meiner Antwortmöglichkeiten auf das Leben zu erkennen. Sehr treffend drückt sich dies im Leitmotto des Zusammenschlusses der Anonymen Alkoholiker aus: »Gott gebe mir die Gelassenheit, Dinge hinzunehmen, die ich nicht ändern kann, den Mut, Dinge zu ändern, die ich ändern kann, und die Weisheit, das eine von dem anderen zu unterscheiden.«

Das zweite Hindernis, das am Beginn eines Selbstheilungsweges wartet, ist die Ohnmacht. Die Verantwortung in einem Krankheitsprozess zu übernehmen bedeutet, Antwort zu geben auf die Realität einer körperlichen Beschwerde. Diese Realität ist zunächst begleitet von Ohnmacht und Ohnmachtsgefühlen, die dadurch entstehen, dass der Körper etwas für uns Bedrohliches erzeugt hat. Plötzlich sind Schmerzen, Disharmonien, fremde Körpergebilde zu spüren, die uns als Krankheit überfallen. Der Überfallcharakter einer Krankheit ist ein klassisches Erleben.

Zudem fühlen sich Frauen oft den MedizinerInnen und dem medizinischen Apparat bei der Behandlung ausgeliefert. Sie sind ohne Macht und müssen Hilfe annehmen. Viele Frauen berichten zwar, dass sie rebellieren, indem sie umfassende Informationen erfragen und sich möglichst wenig Behandlung einfach gefallen lassen. Gefühlt wird es dennoch als eine ohnmächtige Rebellion, da nur die Ärzte das Richtige zu wissen scheinen. Sich in dieser Situation auf das Abenteuer einer Selbstheilungsarbeit einzulassen, erfordert enormen Mut und Kraft. In diesem »Ohne-Macht-Gefühl« das eigene Schicksal in die Hand zu nehmen, ist ein großer Schritt.

Das Untersuchen und Erkennen, was in dieser ohnmächtigen Situation Ohnmachts-Gefühle und was reale Ohnmachten sind, ist entscheidend, um genau zu wissen, wann Hilfe von außen notwendig ist. An welcher Stelle kann die betroffene Frau aus der Opfer-Rolle aussteigen, weil es nur eine Rolle, eine Maske ist, mit deren Hilfe sie vor Geschehnissen des Lebens zurückweicht.

In dieser Ausgangssituation entsteht die Eigenmacht. Paradoxerweise kann gerade die Entscheidung für eine Selbstheilungsberatung mitunter der Versuch sein, sich nicht mit der Erkrankung konfrontieren zu müssen.

Frauen kommen häufig mit der Vorstellung in die Beratung, es einmal mit Selbstheilungsarbeit zu versuchen, um einfach einmal andere Wege auszuprobieren. Im Laufe der Beratung wird dann deutlich, dass dieser gewählte Selbstheilungsweg eine vorgeschobene Absichtserklärung ist, um das Ausmaß der Krankheit nicht wirklich sehen und aushalten zu müssen.

Innere Körperreisen und Visualisierungen

So wird versucht, einer beängstigenden ärztlichen Diagnose auszuweichen, das Entsetzen über einen drohenden operativen Eingriff oder gar den Tod bei einer lebensgefährlichen Erkrankung zu vermeiden.

Es ist ein legitimes Schutzverhalten, grausamen Lebensrealitäten erst einmal auszuweichen und sie nicht sofort realisieren zu wollen. Genauso wie die Einstellung, körperliche Beschwerden nicht mehr durch eine fundierte ärztliche Diagnose verfestigen zu wollen, um damit eine Krankheit nicht beim Namen nennen zu müssen, da sie lediglich ein energetisches Geschehen sei, das durch die »Macht der Worte« erst Gestalt annimmt.

Aber erst in dem Zustand, in dem die Ohmacht im Krankheitsgeschehen ausgehalten und eingestanden werden kann, wird es möglich, zwischen einer existenziellen Ohnmacht, die hinzunehmen ist, und den Ohnmachtsgefühlen in einer Situation, die verändert werden kann, zu unterscheiden.

Das Hindernis Ohnmacht ist eine zweifache Herausforderung. Zum einen sind Ohnmacht und Ohnmachtsgefühle der Grund, sich nicht auf die eigene Kraft zu besinnen und einen Selbstheilungsweg zu wagen. Andererseits muss die Ohnmacht gegenüber einer Erkrankung anerkannt werden, um adäquate, heilungsförderliche Mittel zu finden.

Der Schlüssel ist dazu die Eigenverantwortung in Form der Bereitschaft, Antwort zu geben auf die Tatsachen, die uns das Leben präsentiert – durch Hinsehen, Hinhören und mit allen Sinnen die Wirklichkeit wahrnehmen und erfassen.

●●● Schließen Sie die Augen und spüren Sie in Ihrem Körper nach, welche Wirkungen die Begriffe SCHULD – FEHLERMACHEN – OHNMACHT – EIGENVERANTWORTUNG hervorrufen.
Sprechen Sie nacheinander die einzelnen Worte und spüren Sie, wie Ihr Körper reagiert.

Geben Sie dem Impuls nach. Vielleicht entsteht eine Anspannung in den Muskeln; beobachten Sie Ihr Atmen.

Was passiert in Ihrem Gesicht, was geschieht mit Ihrer Wirbelsäule, welche Haltung möchte Ihr Körper einnehmen, welche Gedanken tauchen auf, welche Gefühle erleben Sie?

Nehmen Sie die Unterschiede wahr, die die jeweiligen Begriffe in Ihrem Körper bewirken und welche Worte dem Körper gut tun. ●●●

VORBEREITUNG AUF DIE INNERE REISE

Beginnen wir nun die Reise zu den verschiedenen Wegstationen der Methode Wildwuchs mit Hilfe der Visualisierungen. Wenn Sie sich dafür entscheiden, die Selbstheilungsarbeit an sich selbst kennen zu lernen, können Sie sich die nachfolgenden Visualisierungsanleitungen langsam vorlesen lassen oder die Texte auf eine Audio-Kassette sprechen. Ich empfehle, zunächst immer Ihre eigenen Bilder genau auszuwerten, bevor Sie die Erlebnisbeispiele der anderen Frauen lesen.

Zu Beginn einer Reise haben Sie gewählt, wohin Sie wollen. Vielleicht haben Sie schon Informationen über das Land, wissen also über Ihre Körperlandschaft schon Bescheid. Es kann sehr aufschlussreich sein, das bisherige Erleben der Körperlandschaft zu reflektieren, sich ihre Geschichte vor Augen zu führen, sich Selbstverständliches bewusst zu machen und dadurch neu zu sehen.

Die Fragen, die ich als Anamnese zu Beginn jeder Selbstheilungsberatung bespreche, unterstützen die Entwicklung dieses neuen Sehens. Anamnese bedeutet ja auch Erinnerung und Wiedererinnerung der Seele an die vor ihrer Verbindung mit dem Körper geschauten Ideen.

Beschäftigen Sie sich mit den unten aufgeführten Bereichen, als würden Sie diese Fragen über das Leben einer Freundin beantworten. Schauen Sie wie eine Beobachterin auf Ihre eigene Körpergeschichte und notieren Sie alles, was Ihnen dazu einfällt:

1. Die Geschichte der körperlichen Beschwerde oder Erkrankung
   In welchem Jahr hat sie sich bemerkbar gemacht?
   Wie waren Ihre Lebensumstände ein Jahr vor dem Auftreten der Beschwerde?
   Wie lautete die ärztliche Diagnose?
   Wie ist es zu dieser Diagnose gekommen und wann?
2. Die Beschwerde oder Erkrankung
   Was wissen Sie über Ihre körperliche Erkrankung, über ihre Entstehung, über die dazugehörigen körperlichen Prozesse?
   Bisherige Behandlungen und Therapien (welche, wann, wie lange, mit welchen Erfolgen?)
   Die Krankheitssymptome (wann und in welchen Situationen spüren Sie körperliche Beschwerden?)

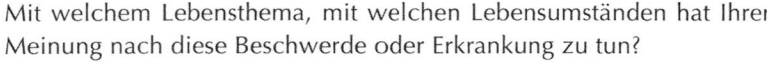

Mit welchem Lebensthema, mit welchen Lebensumständen hat Ihrer Meinung nach diese Beschwerde oder Erkrankung zu tun?
3. Selbstheilungsweg
Wie sind Ihr Interesse und Ihre Aufmerksamkeit für Möglichkeiten der Selbsthilfe und Selbstheilung entstanden?
Welche eigenen Erfahrungen haben Sie bisher?
Wissen Sie von anderen Menschen oder Selbsthilfegruppen?
Was sind Ihre geheimen Ängste und Hoffnungen hinsichtlich Ihrer Beschwerde?
Was ist Ihr Wunsch?
Wenn Ihr Körper direkt zu Ihnen sprechen könnte, was ist Ihre wichtigste Frage an ihn?
Wem möchten Sie jetzt von den bisher beantworteten Fragen erzählen?
Wie viel Zeit sind Sie bereit, für den Heilungsprozess zu geben?

Sind Sie nun bereit für die Reise in neue Körper- und Krankheitsrealitäten? Dann werde ich Ihnen erläutern, wie Sie reisen und welche Vorbereitungen Sie zu treffen haben.

Setzen oder legen Sie sich bequem auf den Boden, vielleicht mit einer warmen Decke. Entspannen Sie sich und tun Sie nichts mehr! Die meisten Frauen in meiner Beratung bekommen ein glückliches Lächeln ins Gesicht, wenn ich Ihnen diese wundervolle Art von Arbeit vorstelle.

Bei der Arbeit mit Visualisierungen gibt es Erfahrungen aus den verschiedensten Therapierichtungen (Hypnotherapie, Katathymes Bilderleben, autogenes Training, schamanische Praktiken anderer Kulturen), die zeigen, dass die körperliche Entspannung die Wahrnehmungsfähigkeit für die inneren Bilder und Informationen sensibilisiert. Diese Entspannung ist keine Hypnose, sondern ein leicht entspannter Bewusstseinszustand, ähnlich einem Tagtraum.

Bereiten Sie sich nun äußerlich mit bequemer Kleidung in einem gemütlichen und ruhigen Raum – ohne störendes Klingeln des Telefons – auf die Reise vor.

Da Sie Ihre Reise in ein Land führt, in dem es nicht nur Schönes und Wunderbares zu entdecken gibt, sondern in dem auch Angstmachendes und Unbekanntes auf Sie warten kann, gebe ich Ihnen eine Art Zauberstab, die sogenannte Abstandstechnik, in die Hand.

Diese Abstandstechnik ist eine Kontrollmöglichkeit über die inneren Bilder. Bei den Bildern, die in der Visualisierung für Sie Angst machend oder bedrängend sind, stellen Sie sich vor, so viele Schritte rückwärts zu gehen, bis der Abstand vor dem Bedrohlichen ausreichend und der Standpunkt wieder sicher ist. Weichen Sie in Ihrer Vorstellung so weit zurück, bis Sie die Bilder mit einem neutralen Gefühl betrachten können. In der Visualisierungsarbeit geht es um das Sehen und Wahrnehmen dessen, was Angst macht – nicht darum, dem Angstmachenden in einem Kraftakt standzuhalten. Die Abstandstechnik ist deshalb besonders wichtig bei Gewalterfahrungen, die in Zusammenhang mit der Erkrankung stehen.

Eine weitere Sicherungshilfe ist, das Bedrohliche mit einem Bilderrahmen zu umgeben, um es zu einem unbeweglichen Bild oder Foto erstarren zu lassen. Wenn die Bilder zu heftig werden, zählen Sie innerlich von 5 bis 1 und öffnen dann die Augen. Sie sind dann umgehend zurück in Ihrem Alltagsbewusstsein.

Diese Abstandstechniken sind ein Werkzeug, mit dem Sie Ihre Bilderwelt kontrollieren können: Sie setzen die Grenzen und bestimmen, was und wie nah und intensiv Sie zu sehen wünschen. Diese drei Möglichkeiten der Abstandstechnik stehen Ihnen während jeder Visualisierung als Mittel der Selbstbestimmung zur Verfügung.

Damit sind die Reisevorbereitungen abgeschlossen und Sie sind innerlich und äußerlich auf den Besuch des Neulandes vorbereitet.

Prüfen Sie jetzt noch einmal, ob der Zeitpunkt für die innere Reise für Sie richtig ist. Wenn Sie zum ersten Mal nach Indien reisen wollen, werden Sie dies nicht tun, wenn Sie gerade seelisch oder körperlich völlig erschöpft sind und keine neuen Eindrücke mehr verkraften können.

Die erste Visualisierung ist die Reise zu einem inneren sicheren Ort. Sie ist ein zuverlässiges Diagnose-Mittel, mit dem Sie feststellen können, ob Sie ausreichend innere Stabilität und Sicherheit haben, um die innere Bilderwelt auszuhalten. Diese Sicherheit ist nicht selbstverständlich vorhanden.

Die Visualisierung *Der Sichere Ort* bietet Ihnen gleichzeitig die Möglichkeit, innere Sicherheit und Stabilität selbst zu bekräftigen und

Innere Körperreisen und Visualisierungen

auszubauen. Da die Visualisierungen eine nahe Verbindung zum eigenen Inneren herstellen, ist das Du auch die persönliche Ansprache in den schriftlichen Visualisierungsanleitungen.

DIE VISUALISIERUNG *DER SICHERE ORT*

»Setze dich auf den Boden oder lege dich bequem hin und schließe die Augen. Konzentriere dich auf dich selbst.

Nimm ein paar tiefe Atemzüge und spüre deinem Atem nach: Spüre, wie er in den Körper hineinströmt und aus dem Körper wieder herausströmt.

Lege deine Hände auf deinen Bauch und stell dir vor, du atmest in den Bauch bis in die Hände.

Wenn dein Bauch und deine Hände warm sind, nimm die Hände wieder weg und lege sie bequem neben deinen Körper.

Fühle deine Verbindung mit dem Boden. Dein Rückgrat ist gerade, dein Kopf wird frei und leicht.

Wenn dich noch Spannungen im Körper oder Gefühle und Gedanken ablenken, löse dich davon. Konzentriere dich beim Einatmen auf sie und beim Ausatmen lässt du sie los. Alle Spannungen, Gefühle und Gedanken können einfach in den Boden abfließen.

Jetzt stell dir einen Ort vor, an dem du dich wohlfühlst, und lass das Bild von diesem Ort ganz deutlich vor deinem inneren Auge entstehen. Du brauchst nichts zu denken oder zu tun. Warte ab, bis das Bild entsteht und deutlich wird. Und je deutlicher das Bild von diesem Ort wird, umso mehr bist du an diesem Ort.

Was ist das für ein Ort?
Welche Umgebung ist da?
Betrachte die Farben und die Formen der Umgebung.
Du spürst diesen Boden, vielleicht mit deinen Händen.
Fühle die Luft auf deiner Haut und in den Haaren.
Kannst du die Gerüche der Luft riechen. Sind Geräusche da?
Spüre die Atmosphäre von diesem Ort.
Hat der Ort einen Namen?
Dies ist dein Ort. Es ist der Ort deiner inneren Sicherheit. Ein Ort, an dem du dich wohlfühlen kannst. Ein Ort, der dir Schutz und Geborgenheit

Die Visualisierung *Der Sichere Ort*

geben kann. Ein Ort, an dem du Energie schöpfen und dich stärken kannst. Du kannst jeder Zeit an diesen Ort, er ist immer da für dich. Dies ist dein Ort.
Genieße ihn eine Weile und tue oder lasse, was du willst.
Jetzt stelle dich allmählich darauf ein, dich von diesem Ort zu verabschieden.
Zähle jetzt ganz langsam von 1 bis 5, und mit jeder Zahl richtet sich dein Bewusstsein wieder auf den Raum, in dem du sitzt oder liegst.
Bei der letzten Zahl bist du ganz wach und voll in deinem Alltagsbewusstsein.
Spüre deinen Körper wieder, balle deine Hände zu Fäusten, rekele und strecke dich. Lass dir deine Zeit und öffne dann die Augen.«

Nehmen Sie sich nun einen Moment Zeit für die Auswertung dieser Visualisierung. Malen Sie ein Bild von diesem Ort und spüren Sie beim Malen noch einmal dem Erlebten nach.

Erinnern Sie sich an alle Sinneswahrnehmungen und genießen Sie die Gewissheit, dass es einen sicheren Ort in Ihrem Inneren gibt.

Durch das Malen sichern Sie sich das Bild und verstärken das Erlebte, kräftigen die innere Sicherheit und Stabilität.

Wenn Sie kein Bild von einem solchen Ort gefunden haben, malen Sie das auf, was Sie stattdessen gesehen haben. Vielleicht war ein bestimmtes Gefühl sehr wichtig. Dann versuchen Sie es zu malen und damit die Information aus Ihrem Inneren festzuhalten.

Bewerten Sie Ihre Eindrücke nicht als unsinnig oder nicht richtig, nehmen Sie sie einfach so an.

Die Bilder vom *Sicheren Ort* sind so unterschiedlich, wie die Frauen, die in die Beratung kommen. Es gibt jeden vorstellbaren Ort: am Meer, auf einer geschützten Wiese, in den Berggipfeln, in der Wohnung, im Bett, in der Hängematte. Es gibt Bilder von Orten, die real existieren und den Frauen bekannt sind, und es gibt Bilder von ganz neu kreierten Orten.

Wenn Sie Lust haben, sich mit Ihrem Bild weiter auseinanderzusetzen, fragen Sie sich, was Ihr Bild vom *Sicheren Ort* über Ihre momentane Situation aussagt.

Können Sie einen Bezug zu Ihrem Alltag erkennen?

Welchen Stellenwert und welche Bedeutung die Bilder des *Sicheren Ortes* innerhalb der Methode Wildwuchs haben können, zeigen Ihnen die

Interpretationen von Bildern anderer Frauen, die ich Ihnen vorstelle. Ich möchte aber davor warnen, diese Interpretationen für die Deutung Ihrer eigenen Bilder zu nutzen. Denn die inneren Bilder entstehen in einem ganz eigenen Kontext und finden nur darin ihre Bedeutung. Wenn Sie bei einer Reise nach Ägypten abends die Augen schließen, um die wichtigsten Eindrücke des Tages vor Ihrem inneren Auge vorbeiziehen zu lassen, werden Sie andere Bilder schauen, als wenn Sie die Antarktis bereisen.

Die interpretierten Bilder sind von Frauen, die ausdrücklich in die Beratung kommen, um sich ihrer Krankheit zuzuwenden und um für sich Selbsthilfeschritte zu finden. Damit stellen sich die Frauen mit dem ersten Schritt in unser Institut in ihre Krankheitsthematik hinein. Das Institut, seine Räume, die Beraterinnen und die Methode Wildwuchs sind quasi die spezielle Kultur, in die Frauen mit einer bestimmten Zielsetzung hineingehen. Dieser Kontext stellt den Bedeutungshintergrund für die jeweiligen inneren Bilder. Nur in der Beratungspraxis und innerhalb der Kommunikation zwischen Beraterin und der betreffenden Frau wurden die folgenden Bilder interpretiert und haben so eine bestimmte Bedeutung erhalten. Sie müssen Ihre eigenen Bilder deshalb selbst deuten und können keine der beispielhaften Bildinterpretationen auf Ihre Bilderwelt übertragen.

Verstehen Sie die Erfahrungsberichte als Anregungen, die Sie im Kontakt mit Ihren eigenen Bildern unterstützen sollen.

Im Beratungsverlauf der Methode Wildwuchs dient der Sichere Ort für die Diagnose der psychischen Stabilität. Diese Übung kann darüber hinaus die Selbstsicherheit der Frau stärken. Das Bild vom inneren sicheren Ort ist der sichtbare Hinweis, dass die Grundlage für weitere innere Reisen gegeben und eine Weiterarbeit mit Visualisierungen möglich ist.

Stellt sich kein Bild vom *Sicheren Ort* ein, bedeutet dies eine Grenze, an der Sie angelangt sind. Eine Möglichkeit der Weiterarbeit eröffnet sich darin, sich diese Grenze gemeinsam genauer anzusehen und sich mit ihr auseinanderzusetzen. Indem diese Grenze akzeptiert wird, kann ein behutsames Annähern an den nächsten notwendigen Selbsthilfeschritt möglich werden.

Die drei nachfolgenden Beispiele verdeutlichen diesen Sachverhalt:
● ● ●   Frau C. kam wegen einer Zyste am Eierstock zur Beratung. In der Visualisierung entstand kein Bild von einem sicheren Ort. Ich mach-

te ihr den Vorschlag, stattdessen ein Bild zu dieser Situation entstehen zu lassen, in dem kein Bild vom *Sicheren Ort* zu sehen war. Daraufhin entwickelte sich in ihrer Vorstellung ein Bild von einer Eisenmauer. Sie selbst empfand sich vor der Eisenmauer, die eine Naht hatte. Sie konnte an dieser Eisenwand mit ihrer Wahrnehmung nur hinauf- und hinunterwandern, aber nicht in die Wand hineingehen.

In engem Kontakt mit dieser Eisenwand spürte Frau C., wie viel Energie da war, um diese Eisenwand aufrechtzuerhalten. Es gab dort keine Energie für einen sicheren Ort, sondern der sichere Ort war eigentlich diese Wand. Im auswertenden Nachgespräch zu dieser Arbeit mit den inneren Bildern wurde ihr deutlich, dass diese Eisenwand als ein Resultat früherer sexueller Gewalterfahrungen eine wichtige Schutzfunktion darstellte.

Frau C. sah statt eines Bildes vom *Sicheren Ort* viele bunte Kreise und Lichter, die auf sie zukamen. Alle visuellen Eindrücke waren sehr bunt und flirrend. Auf meine Aufforderung hin berührte Frau C. diese bunten Kreise mit ihren Händen und im selben Moment verwandelte sich das Bunte in eine riesige schwarze Wolke. Frau C. erarbeitete daraus für sich die Erkenntnis, dass diese Wolke Ausdruck ihrer übermächtigen Angst vor der Erkrankung war. Für eine weitere Auseinandersetzung mit dieser Angst durch Visualisierungen gab es keine ausreichende Basis, es gab nicht genügend inneren Boden. Als Konsequenz aus dieser Erfahrung entschied sich Frau C. für eine psychotherapeutische Behandlung.

Ähnlich war das Ergebnis der Visualisierung mit einer jungen Frau, die wegen andauernder Verspannungen im ganzen Körper und vielfältiger Ängste in die Selbstheilungsberatung kam. Statt eines sicheren Ortes konnte sie nur Schwärze wahrnehmen, und als ich sie anleitete, diese Schwärze einmal nach dem sicheren Ort zu befragen, antwortete die Schwärze: »Das ist die falsche Frage, hier gibt es keinen sicheren Ort.«

Wie sich herausstellte, quälte sich die junge Frau seit dem Kleinkindalter mit verschiedenen Ängsten, sodass sie regelmäßig ihr Zimmer auf Monster hin durchsuchte. Es gab keinen wirklich sicheren Ort für sie in ihrem Alltagsleben. Das Bild der jungen Frau bedeutete ebenfalls das Ende meiner Beratung und den Beginn einer Therapie.

Oder das Bild von einem sicheren Ort, der sich nur teilweise als sicher erweist: Frau D. beispielsweise hatte das Bild von einer wunderschönen

● ● ●   Innere Körperreisen und Visualisierungen

Landschaft gefunden. Plötzlich brach ein Teil weg und die Hälfte des Bildes sauste wie ein Fahrstuhl in die Tiefe. Hier konzentrierte sich die anschließende Arbeit auf die Stabilisierung des *Sicheren Ortes*. Alle weiteren Visualisierungen des Wildwuchs-Konzeptes fielen aus.

Und Frau Z. fand eine schützende Waldlichtung, auf der ihr eigenes Haus stand, als plötzlich eine andere Person, ungebeten, erschreckend, in dieses Bild trat und die Sicherheit des Ortes zerstörte.   ● ● ●

Diese Brüchigkeiten in den Bildern vom *Sicheren Ort* begegnen mir in der Beratungsarbeit oft bei Frauen, die massive Grenzübergriffe an Körper und Seele erleben mussten, Gewalt in verschiedensten Ausformungen. Diese Bilder berichten dann von der erschütterten Selbstsicherheit, von der Zerstörung grundlegenden Selbstvertrauens und dem Verlust innerer Geborgenheit.

Realität ist, dass wir einerseits Selbstsicherheit in uns verspüren und gleichzeitig Ängste und Verunsicherungen mit uns tragen, unabhängig von den Repressalien unserer Kindheit oder der aktuellen Lebenssituation. Diese Gleichzeitigkeit zeigte sich sehr anschaulich im Bild einer älteren Frau, die den 2. Weltkrieg in ihrer Kindheit erlebte. Sie wuchs in gewalttätigen Familienverhältnissen auf, war viele Male operiert worden und lebte unglücklich in ihrer Partnerschaft. Eine Frau mit vielen Erfahrungen, die sie in ihrem Leben gefordert haben.

Der innere sichere Ort dieser Frau war in der Baumhöhle einer alten Eiche mit dickem Stamm, riesigem Blätterdach — das Symbol für Sicherheit. Die Frau fühlte sich geborgen in diesem Unterschlupf, als eine Bewegung entstand und sich eine Art brauner Sporn am Rand der Baumhöhle bildete, der immer bedrohlicher wurde. Sie saß also in der stabilen, Sicherheit vermittelnden Baumhöhle der Eiche und gleichzeitig wuchs da der Furcht erregende braune Sporn.

War dieses Bild nun ein Bild der inneren Sicherheit und reichte es aus für die weitere Visualisierungsarbeit?

Dieses Bild zeigte eine Lebensweisheit, indem ein sicherer Ort auch gleichzeitig Unsicheres enthält. In der Realität sind immer beide Qualitäten vorhanden und die Methode Wildwuchs ermöglichte es ihr, sich mit den eigenen dunklen und mit den eigenen kraftvollen Seiten auseinanderzusetzen.

Das Bild vom *Sicheren Ort* ist wie ein Fokus mit einem konzentrierten Blick für die Suche nach der Qualität »Selbstsicherheit«. Wenn wir diese Qualitäten in uns wahrnehmen, können wir sie stärken. Die Erfahrung lehrt, dass das, was wir sehen und wahrnehmen können, sich durch unsere Aufmerksamkeit zu einer inneren Wahrheit entwickelt und damit für uns zur Wirklichkeit wird.

Was aber, wenn Sie als Leserin kein Bild von einem sicheren Ort gefunden haben? Dann empfehle ich Ihnen erst einmal an dieser Stelle innezuhalten und mit einer vertrauten Person über Ihre innere Befindlichkeit zu sprechen und sich zu fragen: Was sagt das fehlende oder nicht sichere Bild über Teile meines Lebens aus, und was sieht eine andere Vertrauensperson in meinem Leben?

Danach können Sie das Entstehen eines Bildes eine Zeit lang trainieren und diesen Entwicklungsprozess beobachten.

DIE VISUALISIERUNG *KÖRPERERKUNDUNG*

Die Visualisierung *Körpererkundung* erscheint sehr einfach, fast schon simpel, und doch bedurfte es einer Entwicklungszeit von etwa sieben Jahren, um diese Form der inneren Reise auszuarbeiten. Sie führt in das unbekannte Körperinnere und in schwierige Zonen, in erkrankte Körperorgane und -bereiche. In der heutigen Form funktioniert diese Visualisierung für die meisten Frauen sehr effektiv.

Die Reise ins Körperinnere geschieht in einem Entspannungszustand und ermöglicht es, körperliche Gegebenheiten in ihren verschiedenen Dimensionen wahrzunehmen, nämlich die körperliche, psychisch-seelische und spirituelle Dimension eines als krank bezeichneten Körpergeschehens.

Der erste Teil der Körperreise führt zu dem erkrankten Organ oder Körperbereich, zu dem Ort der Beschwerde und macht diesen problematischen Teil mit allen Sinnen wahrnehmbar. Ausgehend von dem Wissen, dass die eigene Einstellung zum Frau–Sein sich wesentlich in der Sicht körperlicher Weiblichkeit ausdrückt und damit ein zu beachtender Fakt im Krankheitsgeschehen darstellt, wird anschließend der Bereich der weiblichen Organe erkundet.

Der letzte Teil der Visualisierung führt zu einem Ort im Körper, der bedeutend ist für die Erkrankung oder Beschwerde. Hier wird nach der

Komplexität eines Krankheitsgeschehens gefragt und erforscht, welche Organe oder Körperbereiche mit den Krankheitssymptomen in Verbindung stehen und die gesamten Vorgänge im Körper mit beeinflussen. Die Erkrankung oder Beschwerde wird als Ausdruck des ganzen Körpergeschehens betrachtet.

In vielen Experimenten, Einzelberatungen und Gruppenarbeiten hat sich das Know-how entwickelt, wie eine Visualisierung zur Körpererkundung angeleitet werden kann, sodass sie der interessierten Frau eine Eigendiagnose ihrer körperlichen Zustände vor Augen führt.

Als Resultat der vielen kleinen Entwicklungsschritte, in denen die Visualisierung gewachsen ist, erscheint heute die entwickelte Methodik als einfach und wie selbstverständlich funktionierend.

Aber erforschen Sie es selbst: Nehmen Sie sich Zeit für die Reise, schaffen Sie sich einen gemütlichen, ungestörten Raum und nehmen Sie eine bequeme Körperhaltung ein, im Sitzen oder Liegen. Dabei geht es nicht darum, möglichst »tolle« Bilder zu sehen oder »bunte« innere Kinofilme zu produzieren, sondern den Körper von innen her zu betrachten und kennen zu lernen. Sie können darauf vertrauen, dass der Körper von Ihrer Bereitschaft, ihm zuhören zu wollen, weiß. Ihr Körper wird Ihnen in Bildern verschlüsselte Informationen schicken.

Zur Vorbereitung der Visualisierungen gehören eine äußere und eine innere Einstimmung. Die inneren Bilder, die Sie entstehen lassen und für die Sie sich öffnen, sind feine Wahrnehmungsarbeit, die einen speziellen Erfahrungsraum, ohne Hektik und Alltagsstress, benötigt. Für die äußere Vorbereitung ist es wichtig, sich einen ruhigen, ungestörten Raum zu schaffen.

Die innere Vorbereitung schafft eine Zeit der Besinnung. Eine kurze Meditation, Stille, den Körper im Spiegel betrachten, sind eine gute Möglichkeit der Einstimmung. Prüfen Sie, ob heute der geeignete Tag und Zeitpunkt für eine Visualisierungsarbeit ist. Überlegen Sie vor der Visualisierung, ob Sie eine vertraute Person während der Reise in Ihrer Nähe haben möchten oder ob eine PartnerIn für ein Nachgespräch wichtig ist. Gerade bei schwierigen Problemen und Fragen ist eine Aussprache und liebevoller Kontakt notwendig.

DIE INNERE REISE

»Lege oder setze dich bequem hin, schließe die Augen und konzentriere dich auf dich selbst.

Dehne die Beine einmal lang, indem du die Fersen ein Stück vom Körper wegschiebst; lass die Spannung wieder los.

Lege die Arme neben den Körper und schiebe die Fingerspitzen auf der Unterlage in Richtung der Füße: So dehnst du die Arme und Schultern einmal – dann lass wieder locker.

Strecke deinen Nacken, indem du den Hinterkopf auf der Unterlage nach oben schiebst, sodass sich das Kinn leicht zur Brust neigt; halte die Anspannung einen Moment und entspanne wieder.

Nimm ein paar tiefe Atemzüge und spüre deinem Atem nach.

Jetzt lass deinen Atem in deine Füße strömen, schicke deine warme Atemenergie bis in deine Füße.

Diese Energie fließt in jede Zehe, über die Fußsohlen, bis in die Fersen und Knöchel. Die Energie verströmt sich in deinen Füßen.

Alle Spannungen in den Füßen, die sich lösen können, fließen einfach in den Boden ab. Vielleicht können deine Füße wärmer werden und sich etwas mehr entspannen.

Lass jetzt die Atemenergie in deine Waden und Knie strömen, sich ganz in deinen Waden und Knien verströmen. Die Muskeln und Sehnen können sich lockern. Deine Waden und Knie werden vielleicht warm und schwer.

Die Atemenergie verströmt sich nun in deinen oberen Beinen und Hüften. Du kannst deine Beine und Füße von Wärme durchflutet spüren.

Ganz weich und warm strömt nun die Atemenergie in dein Becken, in deinen Schoß.

Zart und sanft streicht die Energie durch die großen und kleinen Lippen, durch deine Klitoris, deine Vagina.

Sie verströmt sich in deiner Gebärmutter, in den Eileitern und Eierstöcken. Du kannst deine weiblichen Organe warm und weich in dir spüren. Die Atemenergie breitet sich in deinem ganzen Becken aus bis in den Po. Alle Spannungen fließen einfach in den Boden ab.

Spüre dein Becken und den Po warm und entspannt.

Jetzt strömt die Atemenergie deine Wirbelsäule entlang; Wirbel für Wirbel.

Dein Rückgrat wird locker und konzentriert, deine Nerven können sich beruhigen, alle Spannungen fließen einfach in den Boden ab.
Und weiter verströmt sich die Energie in deinen ganzen Rücken.
Die Rückenmuskeln können sich entspannen, dein ganzer Rücken wird locker und warm.
Die Atemenergie durchströmt jetzt deinen Bauch und deinen Brustkorb; sie fließt durch alle inneren Organe im Bauchraum, durchströmt die Lungen.
Dein Bauch wird warm und weich, dein Brustkorb kann weit und frei werden.
Alle Spannungen fließen oder tropfen einfach in den Boden ab.
Die Energie strömt nun in deine Brüste, in die rechte und in die linke Brust. Weich und zart fließt die Energie in deine Brüste.
Nun breitet sich die Atemenergie in deine Schultern aus, in die Schulterblätter und Schultergelenke, in die Arme, über die Ellenbogen, Handgelenke bis in die Hände und Finger.
Alle Spannungen fließen durch die Fingerspitzen in den Boden ab. Schultern, Arme und Hände werden warm und schwer, es gibt nichts zu tun!
Die Energie fließt jetzt in deinen Nacken, durchströmt deinen ganzen Hals.
Die Nackenmuskeln können sich entspannen, sie werden locker.
Die Atemenergie strömt weiter, sanft in den Kopf. Sie streicht über die Kopfhaut, durch die Ohren, durch dein Gesicht, die Stirn wird glatt, die Augen ruhig und locker, Nase und Wangen werden warm und weich, der Mund und das Kinn, der ganze Kiefer, werden locker und entspannt.
Zähle jetzt innerlich ganz langsam von 5 bis 1, und mit jeder Zahl können noch Spannungen oder ablenkende Gefühle oder Gedanken in den Boden abfließen.
Dein Körper wird dabei ein bisschen schwerer, so als würde er noch ein Stückchen tiefer in die Unterlage sinken. Dein Bewusstsein stellt sich auf die Ebene ein, auf der du gleich gut Bilder sehen kannst.
Alle Geräusche von außen ziehen einfach durch dich hindurch und entschwinden.
5, 4 ... 1
Jetzt lass vor deinem inneren Auge wieder das Bild von deinem sicheren Ort erscheinen; warte ab, bis das Bild deutlich wird.

Die innere Reise

Warte ab, hab Geduld, und je deutlicher das Bild wird, desto mehr bist du an diesem Ort; an dem Ort, an dem du dich wohlfühlen kannst, der dir Schutz und Geborgenheit gibt, an dem du Kraft und Energie schöpfen kannst.

Nimm diesen Ort wieder mit all deinen Sinnen wahr:
Du kannst die Umgebung sehen, riechen, hören, mit deinen Händen erspüren, die Atmosphäre fühlen. Genieße diesen Ort eine Weile.

Stell dir jetzt vor, du siehst dich selbst als Person vor dir stehen und du betrachtest deine Kleidung, deine Haare, dein Gesicht, siehst dich als die Frau, die du bist.

Nun bemerkst du, wie diese Person allmählich kleiner wird, sie beginnt, vor deinen Augen zusammenzuschrumpfen: sie wird immer kleiner und kleiner. Und je mehr diese Person zusammenschrumpft, umso mehr wirst du zu dieser Person: Du wechselst deine Position, du schlüpfst mit deiner Aufmerksamkeit wie heraus aus dem großen Körper und schlüpfst hinein in den Körper, der immer kleiner wird. So wirst du kleiner und kleiner. Du wirst zu einem winzigkleinen Wesen.

Du stehst jetzt als winziges Wesen vor deinem großen Körper, du kannst auf diesem Körper herumlaufen oder herumklettern. Du läufst auf dem Körper herum und entscheidest dich jetzt, ob du in den Körper hineingehen willst oder den Körper von außen erkunden möchtest.

Wenn du den Körper von innen her erkunden willst, gehe nun zu einer Körperöffnung hin. Du gehst zu dieser Körperöffnung hin, schaust sie dir genau an. Ganz vorsichtig und sanft gehst du nun in den Körper hinein. Betrachte dabei die Umgebung, du kannst alle Einzelheiten genau erkennen.

Spüre den sicheren Boden unter deinen Füßen und gehe Schritt für Schritt in den Körper hinein.

Du gehst jetzt den Weg zum Ort deiner Erkrankung, deiner Beschwerde oder deines Problems, du weißt, wo dieser Ort ist. Gehe zu dem kranken Körperbereich oder -organ, zu dem Ort der Beschwerde.

Wenn du an diesem Ort angelangt bist, schaust du dich um.

Du siehst dir das Gewebe an – die Formen und die Farben; mit deinen Händen kannst du das Gewebe erspüren, wenn du magst: die Weichheit oder Festigkeit, die Feuchtigkeit oder Trockenheit, die Wärme, die Bewegung. Merke alles, was du mit deinen Händen erspürst.

Vielleicht riechst du die Gerüche von diesem Ort.

Kannst du Geräusche hören?

Innere Körperreisen und Visualisierungen

Weißt du, was diesem Ort fehlt, was dieser Ort braucht?
Merke alles, was du wahrnehmen kannst.
Jetzt stelle dich allmählich darauf ein, dich von diesem Ort zu verabschieden.
Vielleicht möchtest du noch etwas tun oder lassen?
Verabschiede dich und wende dich ab.
Mach dich jetzt auf den Weg in deinen Schoß, in den Raum deiner weiblichen Organe.
Merke den Weg, den du gehst, beachte die Umgebung, und solltest du dich schon in deinem Schoß befinden, schau dich weiter um in diesem Raum.
Wenn du im Schoß angelangt bist, kannst du umhergehen und dir alles anschauen: Betrachte die Formen und die Farben der Umgebung; mit deinen Händen kannst du das Gewebe erspüren: die Weichheit oder Festigkeit, die Feuchtigkeit oder Trockenheit, die Wärme, die Bewegung. Du kannst die Gerüche riechen und die Geräusche hören.
Welche Atmosphäre ist an diesem Ort und wie fühlst du dich darin?
Mache dich nun allmählich bereit, dich auch von diesem Ort zu verabschieden.
Du verabschiedest dich und wendest dich ab.
Jetzt gehst du noch zu einem weiteren Ort in deinem Körper – es ist ein Ort deiner Kraft, eine Kraftquelle vielleicht.
Du brauchst nichts zu denken oder zu tun, dieser wichtige Ort zieht dich an und du brauchst nur diese Anziehungskraft zu spüren. Folge dieser Anziehungskraft und finde den Weg zu dem Ort deiner Kraft, zu einer Kraftquelle im Körper.
Merke die Umgebung, durch die du gehst.
Wenn du an diesem Ort angelangt bist, schaust du dich um.
Du erspürst diesen Ort mit all deinen Sinnen und lässt ihn auf dich wirken für eine Weile. Nimm diesen Ort mit all deinen Sinnen wahr.
Wenn du es wünschst, kann deine Kraft an diesem Ort eine Gestalt annehmen und sichtbar für dich werden.
Wenn du es wirklich wünschst, nimmt die Kraft eine Gestalt an.
Es ist, wie wenn sich Energie verdichtet. Du brauchst nichts zu tun.
Wenn du es wünschst, wird die Gestalt deiner Kraft vor deinen Augen entstehen, vielleicht als Person, als Tier oder Gegenstand?
Wenn du magst, nimm Kontakt zu dieser Gestalt auf.

Du kannst dieser Gestalt deine wichtige Frage stellen.
Stelle die Frage und merke die Antwort.
Jetzt mache dich allmählich für die Rückkehr bereit.
Verabschiede dich von der Gestalt und von dem Körperbereich.
Wende dich ab, und finde den Weg aus dem Körper heraus.
Du begibst dich zu einer Körperöffnung hin, aus der du wieder aus dem Körperinneren herauskommen kannst an deinen sicheren Ort.
Du trittst aus der Körperöffnung heraus und gelangst an deinen sicheren Ort.
Jetzt merkst du, wie du wieder zu wachsen beginnst.
Du wirst größer und größer, und während du größer wirst, verschmilzt du allmählich mit dem großen Körper und du wirst wieder eins und ganz.
Erhole dich nun noch eine Weile an deinem sicheren Ort; schöpfe neue Energie und Kraft.
Nun stelle dich darauf ein, dich auch von diesem Ort zu verabschieden.
Zähle jetzt innerlich ganz langsam von 1 bis 10, und mit jeder Zahl kommst du mehr und mehr aus deinen inneren Bildern heraus.
Dein Bewusstsein richtet sich allmählich wieder auf den Raum, in dem du jetzt sitzt oder liegst.
Und bei der letzten Zahl 10 bist du wach und ganz in deinem Alltagsbewusstsein.
Spüre deinen Körper wieder, balle deine Hände zu Fäusten, rekele und strecke dich.
Lass dir deine Zeit und öffne dann die Augen.«

Bevor Sie jetzt weiterlesen, nehmen Sie sich Zeit und Muße, das Bild aus Ihrer Reise aufzumalen, das Ihnen im Moment als Wichtigstes in Erinnerung ist. Nehmen Sie sich Zeit aufzuschreiben, was Sie bei Ihrer Körpererkundung wahrnehmen konnten: Die Bilder sind ein Geschenk des Körperlebens!

Ich werde Ihnen nun die Bestandteile der Visualisierung *Körpererkundung* einzeln erläutern, so als würde ich Ihnen die einzelnen Webstränge eines Teppichstückes genau zeigen. Ich werde Ihren Blick auf die Details lenken und in die einzelnen Stränge – wenn ich in diesem Bild bleibe – fädele ich die Erlebnisse und Geschichten von anderen Frauen mit ein. Wenn Sie gleichzeitig in Ihrer Vorstellung Ihre Bilder vor dieses entstehende Teppichstück halten, können Sie sie vor diesem Hintergrund deutlicher erkennen. Der Abstand zu den inneren Bildern und die Anregungen durch die erlebten Beispiele von anderen Frauen können Sie in der Auswertung und Verarbeitung Ihrer eigenen Bilder inspirieren.

Für Frauen, die auch aus professionellem Interesse lesen, verdeutlichen die folgende Erläuterung der Visualisierungselemente deren vielfältiges Potenzial an Wahrnehmungs- und Erfahrungsmöglichkeiten speziell für die Begleitungsarbeit mit Frauen.

DIE BAUSTEINE DER VISUALISIERUNG
KÖRPERERKUNDUNG

Ganz am Anfang der Körperreise werden Sie aufgefordert, eine angemessene Körperhaltung für die nachfolgende Visualisierungsarbeit einzunehmen:

»Lege oder setze dich bequem hin, schließe die Augen und konzentriere dich auf dich selbst.«

Die Wahl der Körperhaltung treffen die Frauen entsprechend ihren bisherigen Gewohnheiten und Vorlieben bei Meditation, Besinnung oder Gebet. Gleichzeitig können Sie mit der Wahl Ihrer Körperhaltung bestimmen, wie nahe Sie Ihrem Alltagsbewusstsein bleiben wollen und wie weit Sie die Kontrolle über Ihre unbewussten Impulse aufgeben möchten. Wenn Sie sich beispielsweise an einem Tag unsicher fühlen, behalten Sie im Sitzen in der Regel mehr Kontrolle über die Bilder und Empfindungen. Das ist nicht schlechter als die Wahrnehmung im Liegen, denn es geht in der Visualisierungs- und Selbstheilungsarbeit immer um das Angemessene.

Das, was Ihnen gut tut, was Ihnen ein sicheres Gefühl vermittelt, worauf Sie vertrauen können, das ist die für Sie richtige Ausgangsbasis für die Wahrnehmung von Körper und Krankheit.

Denken Sie daran, wie Sie sonst am besten eine Reise antreten: möglichst gut ausgeruht, mit einem guten Grundgefühl, aufgeregt oder auch ein bisschen ängstlich, ausgerichtet und konzentriert auf das, was vor Ihnen liegt. Wählen Sie die Körperhaltung, die Sie selbst im Moment für geeignet halten. Es ist Ihre Kompetenz, die passende Wahl zu treffen.

Begonnen wird die Körperreise mit dem Dehnen der Beine, der Arme und des Kopfes. Dabei ändert sich die Atmung sofort, wird tiefer und das ist ein guter Einstieg in die Entspannungsphase. In dieser Entspannung geschieht die Vorbereitung der inneren Wahrnehmung, das Loslassen von vorherrschender Anspannung und von Gedankenkreisen. In der Entspannungsphase kann sich eine Offenheit für die innere Stimme entwickeln. In dieser Zeit konzentriert sich die Aufmerksamkeit auf das eigene Innere.

Es gibt verschiedene Entspannungstechniken, beispielsweise die progressive Entspannung nach Jacobson, die zur Einleitung der Körperreise gut geeignet sind. Nachgewiesenermaßen bewirkt das Entspannen physiologisch messbare Veränderungen auf den Muskeltonus, den Atemrhythmus, die Pulsfrequenz.

In der Methode Wildwuchs arbeiten wir mit der Körperentspannung durch den Atem, da durch dieses Entspannungsverfahren gleichzeitig auch die Wahrnehmung des Körpers trainiert wird. Bei dieser Technik kann außerdem das erkrankte Körperorgan oder der entsprechende Körperbereich besonders angesprochen und die innere Aufmerksamkeit dorthin gerichtet werden. Wenn beispielsweise eine Frau mit Magenbeschwerden kommt, ist es sinnvoll, bei der Körperentspannung dieses Organ direkt anzusprechen. Ebenso wichtig ist die Beachtung der weiblichen Organe.

Ich verwende in der Anleitung die medizinisch üblichen Begriffe, wie Klitoris, da diese Sprachform den Abstand und die Fremdheit gegenüber der zu beratenden Frau respektiert.

Wenn Sie als Leserin die Entspannung selbst nachvollzogen haben, bedenken Sie einmal, wie Sie Ihren Körper während der Entspannung empfunden haben. Welche Teile des Körpers, welche Organe konnten Sie deutlich, welche wenig oder gar nicht spüren? Gab es besonders verspannte oder lockere, entspannte Bereiche? Und wie haben Sie Ihre weiblichen Organe wahrgenommen?

»Dein Körper wird noch ein bisschen schwerer, so als würde er noch ein Stückchen tiefer in die Unterlage sinken ... Zähle innerlich ganz langsam von 10 bis 1 und mit jeder Zahl stellt sich dein Bewusstsein auf die Ebene ein, auf der du gut Bilder sehen kannst.«

 Innere Körperreisen und Visualisierungen

Diese Vertiefungsphase unterstützt und fördert nochmals den Entspannungszustand und leitet die innere Wahrnehmung ein. Auch für diese Phase gibt es verschiedene weitere Möglichkeiten, die Vertiefung herzustellen. Rosemary Rodewald nutzt die Vorstellung eines Fahrstuhls, in dem frau sich die Zahlen der heruntergleitenden Stockwerke vorstellt.

Eine andere Visualisierungsvorgabe, die wir für innere Reisen zu einer bestimmten Thematik benutzen, ist, auf einer Treppe Stufe für Stufe hinunterzugehen und die Füße auf den Stufen zu sehen oder den Körper immer tiefer in den Boden sinken zu lassen. Letztere Version ist eine sehr herausfordernde Vorstellung, die stark an die Qualität der Hingabe, des Sich-fallen-Lassens und des Sich-Auslieferns gebunden ist. Die Vertiefungstechniken sollen der Thematik der Visualisierung und dem Kontext der Gesamtarbeit angepasst sein.

Grundsätzlich gilt: Die Visualisierung geht immer zu einem bestimmten Thema. Die Reise folgt einem Sinn und einer bestimmten Zielsetzung, und dem angepasst sind die Entspannung, die Vertiefungen und Symbole auszuwählen. Die Entspannungs- und Vertiefungsphase zu Beginn des Verlaufs der Methode Wildwuchs ist wie ein Signal an den Körper, dass Sie bereit sind, ihm zuzuhören, dass Ihre Aufmerksamkeit und vielleicht auch Ihre Hingabe vorhanden sind.

In der Körpererkundung wird zunächst wieder der Sichere Ort als Ausgangsbasis aktiviert und bestärkt:

»Jetzt lass das Bild von deinem sicheren Ort wieder vor deinem inneren Auge erscheinen; warte ab, bis das Bild deutlich wird ... Nimm diesen Ort wieder mit all deinen Sinnen wahr.«

Ein weiterer Aspekt dieser Funktion ist, die Visualisierungsfähigkeit anzuregen. Die Fähigkeit, sich Bilder vorzustellen, wird durch Aufforderung intensiviert, alle Sinne zu aktivieren — mit den Augen sehen, mit den Händen spüren, fühlen, riechen, hören. Durch das Ansprechen aller Sinne wird die Visualisierungsfähigkeit angeregt und trainiert.

Viele Frauen äußern in den Vorgesprächen zur Beratungsarbeit die Sorge, dass sie sich nicht genügend entspannen und keine Bilder sehen könnten, da sie diese Erfahrung schon in früheren Seminaren gemacht haben.

Ich kann allen Frauen dann versichern, dass sie höchstwahrscheinlich doch Bilder sehen werden, da die spezielle Kombination aus Entspannung + Vertiefung + Visualisierungstraining die Fähigkeit zur Bilderwahrnehmung ausbildet und steigert. Im ersten Kapitel dieses Buches habe ich von der Erkenntnis aus dem Biofeedback-Verfahren berichtet, dass allein durch die innere Vorstellung, Rad zu fahren, die entsprechende Muskulatur aktiviert wird. Die gleiche Wirkung haben die Visualisierungsanweisungen, mit allen Sinnen ein Bild zu erfassen. Haben Sie diese Wirkung auch bemerken können?

Interessant ist, mit welchen Sinnen Sie hauptsächlich den *Sicheren Ort* wahrnehmen konnten und wie intensiv diese Sinneswahrnehmungen waren. Diese erste Erfahrung bietet die Grundlage für einen Vergleich mit späteren Wahrnehmungsqualitäten, die dann im Körperinneren und in verschiedenen Körperbereichen stattfinden. Manche Frauen nehmen den Ort mit ihrer ganzen Sinnesfülle wahr, umso auffälliger ist dann die reduzierte sinnliche Wahrnehmung an spezifischen krankheitsrelevanten Körperorganen.

»Jetzt stell dir vor, du siehst dich selbst als Person vor dir stehen ... betrachtest deine Kleidung, deine Haare, dein Gesicht, du siehst dich als die Frau, die du bist.«

Diese Visualisierungsanleitung ruft ein Bild von der eigenen Selbst-Wahrnehmung hervor, ein inneres Selbstbild. Für viele Frauen ist es das erste Mal, dass sie sich vor Augen führen, wie sie sich selbst als Frau sehen.

Gewohnt sind Frauen, sich das Frausein eher durch Fremdwahrnehmung definieren zu lassen, wie Modetrends, gesellschaftliche Meinungen, Rollenbilder und durch die Beschwerden und Wünsche ihrer Liebsten. In der Visualisierung erleben Frauen das innere Selbstbild als erstaunlich bis überraschend: Wie kraftvoll und weich die Ausstrahlung von dieser Frau ist, wie schön, witzig, lebendig, lustvoll, elegant! Oder diese Person trägt überraschenderweise weiblich-erotische Kleidung, wagt, sich so zu zeigen.

Aber auch negative Bilder zeigen sich, die von der eigenen Konturlosigkeit, von der Zurückhaltung und inneren Erstarrung sprechen. Darüber hinaus enthält dieses Selbstbild oft einen Hinweis über krankheitsrelevante Aspekte.

Innere Körperreisen und Visualisierungen

Hier das Beispiel einer Frau, die sich in ihren inneren Bildern neu entdeckt:

»Jetzt sollte ich mich selbst ansehen, stehend vor mir selbst. Der Wechsel fällt mir schwer – hier ich liegend, betrachtend, fühlend, jetzt stehend. Ich erinnere mich an einen Spiegel und sehe mich wie im Spiegel nackt, taste mit den Augen ab - meinen Bauch, Beine, Busen, Haare verwuschelt, Sommersprossen, Schultern zu hängend, lebendig. Eigentlich steht dieses schöne Bild im Widerspruch zu meiner bewussten Körperakzeptanz.«

Eine Frau mit starken Menstruationsbeschwerden sah sich in dem Selbstbild mit einer karierten Bluse bekleidet, die sie zur Zeit ihrer Pubertät oft getragen hatte. Wie sich im Verlauf der Beratung herausstellte, gab es einen inneren Zusammenhang zwischen ihren Menstruationsschmerzen und Erlebnissen aus dieser Mädchenzeit.

Manchmal erscheinen in dem Bild Personen aus der Vergangenheit, die für die Krankheitsprozesse eine wichtige Rolle spielen. Solche Zusammenhänge können meist nicht direkt aus dem Selbstbild heraus erkannt werden, sondern erschließen sich erst im Verlauf der Beratung. Nach und nach werden immer mehr die Krankheit mitbewirkende Aspekte entdeckt und können wie ein Puzzle zusammengesetzt werden.

Eine gute Möglichkeit der Auswertung kann für Sie das Malen dieses inneren Bildes sein. Im Malen vollzieht sich ein anderer Prozess der Auseinandersetzung mit dem Selbstbild. Das Malen eröffnet eine erweiterte Sichtweise, da Sie das innere Bild nach außen bringen. Sie gewinnen dadurch Abstand. Aus dieser Distanz wird die Information des Bildes deutlicher als Ganzes wahrnehmbar.

Das Malen ist vergleichbar mit dem Fotografieren während einer Reise: Sie dokumentieren Ihre Erlebnisse und wenn Sie dann die entwickelten Fotos betrachten, ist dies ein Blick aus der Distanz. Aus dieser Perspektive können Sie das Gesehene noch einmal neu entdecken. Ein Bild zu malen unterscheidet sich darin, dass Sie im kreativen Malprozess noch einmal Ihre inneren Bilder nachvollziehen und durchleben.

»Du stehst jetzt als winziges Wesen vor deinem großen Körper, du kannst auf diesem Körper herumlaufen oder herumklettern ... entscheidest dich jetzt, ob du in den Körper hineingehen willst oder den Körper von außen erkunden möchtest.«

Diese Phase der Visualisierung zur Körpererkundung fördert Eigenaktivität und Selbstbestimmung. Die Anleitung bestärkt die Frau in ihrem Entschluss, sich mit Körper und Krankheit auseinanderzusetzen.

Haben Sie es während Ihrer eigenen Körperreise gespürt, wie viel Angst und Zaudern entsteht, wenn Sie sich vornehmen, die dunklen Orte in Ihrem Körper zu erkunden?

Deshalb gibt es innerhalb der Visualisierung die Phase, in der Sie das innere Ja kräftigen können. Durch Anleitungen wie »die Position wechseln«, »ein Hindernis überwinden«, »einen Eingang finden« wird die Eigenaktivität und die Bereitschaft gefördert, sich auf die inneren Bilder einzulassen. Auch danach bleibt Ihnen die Wahl, wie Sie sich dem Körper in einer für Sie angemessenen Weise nähern: Sie selbst treffen jeweils die Entscheidung, ob Sie in den Körper hineingehen oder ihn von außen erkunden möchten.

Diese freie Entscheidungsmöglichkeit würdigt zum einen den Umstand, dass im Leben vieler Frauen die Überschreitung ihrer körperlichen Grenze traumatisch erduldet werden musste. Die Visualisierungsanleitung fördert die Bewusstheit und Freiwilligkeit der Grenzüberschreitung. Zum anderen habe ich während meiner langjährigen Beratungsarbeit erleben müssen, wie groß das Ausmaß der Ablehnung gegenüber dem eigenen Körper sein kann.

Manche Frauen empfinden in der Visualisierung ihren eigenen Körper zu abstoßend, bedrohlich oder gar ekelig, was eine wichtige Information für die Frau sein kann. Mit diesen Empfindungen dann noch das Innere des Körpers zu erkunden, ist meist nicht möglich.

Worte haben große Macht, und die Frau begibt sich während der Zeit der Visualisierung in die Hände der Beraterin. Im vertieften Bewusstseinszustand, der der Entspannung folgt, liefert sie sich teilweise an die Begleiterin aus, vertraut sich ihr an. Und in dieser Situation der Hingabe erlebt sie dann, dass sie eine Wahlmöglichkeit hat und ihr weiteres Vorgehen in der Körperreise mitbestimmt. Mit dieser Entscheidungsfreiheit tritt die Frau aus dem Raum der gesprochenen Worte heraus und gestaltet ihre Körpererkundungsreise selbst.

Innere Körperreisen und Visualisierungen

Für manche Frauen kann schon das Erleben dieser Wahlmöglichkeit in einer Situation des Ausgeliefertseins eine heilsame Erfahrung bedeuten. In dem Augenblick, in dem die Frau für sich wählt »ich will«, erhöht sich die Qualität der Wahrnehmung, die den festen Glauben fördert, dass die eigenen Bilder wahr sind.

Wenn eine Frau bereit dazu ist, beginnt der Abschnitt der Reise in das Körperinnere. Die Aufmerksamkeit wird auf eine Körperöffnung gerichtet und viele Frauen bestaunen nun zum ersten Mal von Nahem ihre Körperöffnungen mit interessierter oder auch wertschätzender Achtung. Diese Form der Neugierde und des Respekts dem eigenen Körper gegenüber ist für viele eine neue Erfahrung. Körperöffnungen, die mit heimlicher Abwehr oder Ekelgefühlen belegt sind, werden empfindsam neu entdeckt.

Haben Sie auch bei dem Eintritt in Ihren Körper erlebt, wie Sie als winziges Persönchen ehrfürchtig vor Ihrer Vagina standen und so nah wie nie die Klitoris betrachten konnten, sie zart berührten, sie riechen konnten und sie als schön und beeindruckend empfanden?

Wundervolle Wahrnehmungen passieren, die ein völlig neues Empfinden für den Körper erzeugen können. In den inneren Bildern können die Tabus fallen, kann der Ekel verschwinden und wieder ein Gefühl dafür entstehen, was für ein Wunderwerk doch unser weiblicher Körper ist. Die Schönheit zeigt sich auch in den intimsten Organen und Körperbereichen, und wie natürlich schön weibliche Körperlichkeit ist, wird sinnlich erfahrbar.

Selbst Frauen, die ihre Körperöffnungen mit großer Zurückhaltung und Skepsis erkunden, erfahren durch die vorsichtige Beschäftigung – dieses sinnliche Wahrnehmen – ein Interesse am eigenen Körper, das ungewöhnlich ist und über den normalen Umgang mit dem eigenen Körper hinausführt. Das gewohnte Körpererleben wird durch die Visualisierung enorm erweitert.

Entscheidet sich eine Frau, nicht in den Körper hineinzugehen, sondern den Körper nur von außen zu erkunden, kommt sie bereits mit dem Gefühl der Nähe zum eigenen Körper in Kontakt.

Es ist eine wunderbare Vorstellung, auf der weichen Haut die Rippenbögen herunterzurutschen, sich in den Bauchnabel zu kuscheln, zart auf den Brüsten herumzuhüpfen, in alle Körperöffnungen einmal einen Blick hineinzuwagen. Solche Wahrnehmungen sind ein zärtlich-sinnliches

Körpererleben, eine konkret fassbare Selbstliebe und eine heilsame Begegnung mit dem Körper.

»Ganz vorsichtig und sanft gehst du nun in den Körper hinein; betrachte dabei die Umgebung. Du kannst alle Einzelheiten genau erkennen … gehe Schritt für Schritt in den Körper hinein zu dem kranken Körperbereich oder Organ, zu dem Ort der Beschwerde … Weißt du, was diesem Ort fehlt, was dieser Ort braucht?«

Die innere Körpererkundung führt direkt zum »Ort der Beschwerde«. Diese Hinwendung erzeugt wiederum Neugier, Staunen und den Respekt vor den inneren Welten des Körpers. Schon die Vorstellung des sich Hineinbegebens in das Körperinnere ist ein Signal für den eigenen Körper, ihn neu kennen lernen zu wollen.

Die Visualisierungsarbeit an sich eröffnet bereits ein neues Verständnis zum Körper, und wenn Sie die Körpererkundungsreise schon praktisch probiert haben, konnten Sie diesen Wandel im Verhältnis zu Ihrem Körper spüren? Ist der Ort der Beschwerde in der Visualisierung erreicht, kann die Frau in der Regel diesen Körperbereich tatsächlich mit all ihren Sinnen innerlich erkunden und sich so ein eigenes inneres Bild von der Erkrankung machen.

Die Präzision und Vielfältigkeit der Wahrnehmungsmöglichkeiten von inneren Körperwelten, die ich Ihnen nahebringen möchte, zeigen die nachfolgenden Schilderungen aus der Beratungspraxis. Es sind sozusagen Reiseberichte von anderen Menschen in Körperlandschaften, die der Ihren sehr ähnlich sind. Dazu führe ich Sie wieder in das Körperinnere und lasse Sie durch die Augen anderer Frauen in diese innere Welt blicken.

Folgen Sie meinen Anleitungen und stellen Sie sich vor, Sie betreten den Körper durch Ihren Mund:

»Du stehst auf der Zunge, betrachtest die einzelnen weißen Zähne, wie sie riesig über dir hängen. Vielleicht berührst du auch die Wände der Mundhöhle ganz vorsichtig. Du siehst den Rachen, den Schlund, der in die Tiefe führt und lässt dich dann herunterrutschen … noch ein Stückchen tiefer. Du kommst in den Hals. Schließe jetzt die Augen und lasse ein Bild von deinem Hals vor deinem inneren Auge entstehen.«

Frauen erzählen von den inneren Bildern ihrer Schilddrüse:

»Ich komme in den Hals und dort ist ein enges, bedrückendes Gefühl. Ich sehe die Schilddrüse, ein großes Gebilde, glibberig, rot, das Struma ist eine glibberige Masse, die ich kaum anfassen mag. Was dem Ort fehlt ist Wärme, ein warmer Hals und Liebe.«

Schilderung einer Frau, die an Basedow erkrankt ist: »Im Bereich meiner Schilddrüse taucht plötzlich eine Mauer auf, eine Form, die stoppt. Hinter der Mauer schwappt ein Gebilde hervor, das wie ein Hefeteig hervorquillt, ganz riesig von rechts; links ist ein schwarzes Loch ... der Hefeteig wird immer riesiger.«

Eine Frau mit Unterfunktion der Schilddrüse und diagnostiziertem Verdacht auf eine Autoimmunerkrankung, deren Folge die Zerstörung von Schilddrüsengewebe sein kann, sieht nur eine Hälfte der Schilddrüse: schwarz, verkümmert – vertrocknet wie Vulkangestein; darum herum ein dunkler Raum. »Dieser Ort braucht Luft«, ist die Information.

Reisen Sie nun mit Ihrer Aufmerksamkeit weiter in den Körper hinunter bis zur Lunge.

Eine Frau mit einer seltenen chronischen Erkrankung (Alpha-1-Antitrypsin-Mangel) berichtet, dass sie ihre Lunge zunächst im oberen Teil aus geschmeidigen Bläschen bestehend gesehen hat, dicht an dicht. Je weiter sie mit ihrer Aufmerksamkeit in den unteren Teil der Lunge gelangte, umso mehr wurde die Lunge einem Eispalast ähnlich: kantig, hart, starr, gräulich, leblos. Sie mochte dieses Gewebe zuerst nicht berühren, als sie dies dann doch tat, war das Gewebe eiskalt und unangenehm zu spüren. Dem Ort fehlt »Elastizität«, war die Information. Beim Abschied konnte sie mit ihren Händen liebevoll über die Narben in der Lunge streicheln, die durch eine frühere Operation entstanden waren.

Andere Frauen sehen ihre Organe eher in symbolischen Bildern, wie eine Frau, die über die Wahrnehmung ihrer Lunge erzählt: »Ich gehe durch das linke Ohr und durch den Hals zur Lunge. Was sehe ich, wie fühlt sich das an? Ich sehe ein schwarzes Geflecht und Geäder, wie vertrocknete Adern eines riesigen Blattes, vertrocknet, schwarz, verkohlt. Am unteren linken Lungenende ist ein schwarzer Käfig mit einem schwarzen kleinen Vogel. Er piepst und flattert ganz erbärmlich und aufgeregt in dem kleinen

Die Bausteine der Visualisierung *Körpererkundung*

Käfig. Er hat Angst. Es riecht brenzlig, Brandgeruch. Er schreit und schreit und flattert. Es ist ganz schrecklich. Ich will weg, drehe mich um, halte die Ohren zu, überlege, ob ich aus der Reise aussteige.«

Ich möchte Sie noch weiter mitnehmen, möchte Sie in den Geschichten von anderen Frauen durch die Körperlandschaften reisen lassen. Unsere nächste Station wird die Brust sein.

Eine Frau, in deren Brust sich immer wieder eine Zyste bildete, erzählt, dass ihre Brust geschmerzt hat, als sie sich in ihrer Vorstellung in die Brust hineinbewegte. Das Kranke war dann eine wabbelige Masse, dunkelrot lag sie auf den Rippen. Die Frau selbst befand sich auf der anderen Seite der Rippen. »Die Rippen sind ganz zu, die Masse hat alles zugesetzt. Diese Masse erscheint mir übermächtig groß, unerreichbar, und sie lacht mich aus.« Als die Frau die Masse berührte, fühlte sie sie ekeligweich, auch ein dumpfes Geräusch war hörbar. Die Frau fühlte sich klein, machtlos und resigniert gegenüber dem Kranken; sie fühlte sich ängstlich, aber die Rippen schützten. Es fehlt Licht an diesem Ort.

Und nun stellen Sie sich vor, Sie reisen in den Landschaftsbereich der Verdauung, in den Bereich von Leber, Galle und Bauchspeicheldrüse.

Eine Frau mit der Erkrankung Hepatitis C erzählt von ihrer Leber: »Ich habe sie gesehen, meine Leber, rotbraun, beeindruckend groß. Umspannt ist sie mit einem Gewebenetz. Innen ist sie weich und außen ganz hart, weißlich, mit harten Sehnen; ein säuerlicher Geruch breitet sich aus. Ich ekele mich vor dem Geruch, er riecht nach Vergärung. Ich bin traurig, finde es hier beängstigend. Meine Angst ist, dass es gar nicht mehr weich werden kann, und ich befürchte, dass ohne Netz alles auseinanderfließt. An diesem Ort fehlt Zuneigung, Liebe und Süßes. Der Abschied von diesem Ort fällt mir schwer, da ist so viel Bedürftigkeit!«

Eine andere Frau mit chronischen Magenbeschwerden gelangt, als sie zum Ort der Beschwerde will, an ihrer Leber vorbei zur Gallenblase. Die Leber ist groß, glänzt feucht, und dann wird ein dunkles, kleines Gebilde sichtbar, die Gallenblase. Die Frau begibt sich kraft ihrer Vorstellung in die Gallenblase hinein: »Ich stoße überall an.« Mit den Füßen bis zu den Waden stand sie in einer stinkenden Flüssigkeit. Die Enge und der Gestank waren schlimm. Gleichzeitig war diese enge Hülle aber auch wie ein schützender Plastikanzug, dieses Gefühl war dann angenehm. Was der Ort braucht? »Der Geruch müsste weg!«

Und weiter geht die Körpererkundung, zur Bauchspeicheldrüse:

»Im Zwerchfell entsteht ein Loch und ich kann die Bauchspeicheldrüse vor mir sehen. Sie ist braun, gewölbt, wie mit Augen. Die hat auf mich gewartet! Die Bauchspeicheldrüse ist wütend, wenn ich mich ohnmächtig fühle. Du sollst dich wehren, merken, wo Ohnmacht ist, wies sie mich zurecht. Die Ohnmacht war ein wichtiges Thema für das Körperorgan, die Bauchspeicheldrüse wird ständig mit meiner Ohnmacht konfrontiert und braucht meine Unterstützung.«

»Ort der Beschwerde ist die Bauchspeicheldrüse. Ein nicht zu definierendes Etwas. Die Farbe Violett taucht auf. Ich fasse das Organ an. Es schnauft und stöhnt und seufzt. Es hat eine dicke lederne Haut wie ein Rüsselschwein oder Nashorn. Dicke Haut. Plötzlich sieht es mich mit einem Auge an. Das ist so groß wie eine riesige Suppenschüssel. Es rollt das Auge von rechts nach links, immerzu. Als wollte es mir etwas sagen. Unruhig, aber nicht nervös. Ich stelle die Frage, was es braucht. Es kann mir keine Antwort geben. Ich streichele es, aber das war es wohl auch nicht ... Plötzlich weiß ich, dass ich der Bauchspeicheldrüse einen Strauß Eisenhut oder Rittersporn schenken will. Ich lege es ihr hin. Das Organ freut sich. Ich sehe es dem Auge an.«

Als letzte Körpererkundung reisen Sie in den Bereich der weiblichen Organe, zu Erkrankungen im Beckenbereich:

Eine Frau mit der Diagnose eines gutartigen Tumors im Unterbauch erzählte: »Ich soll den Körper durch eine Körperöffnung betreten, sehe auch gleich meine Vagina vor mir und gehe durch diesen dunklen Gang hinein bis zum Ort der Krankheit. Links vor mir, etwa auf Eierstockhöhe, sehe ich eine rote, stark durchblutete, feste Fleischmasse, quadratisch und riesig, die ich von da an den Klumpen nenne. Er ist zu meinem Grausen mit grauen und gräulich-blauen Fäden von links nach rechts umwickelt, und zwar so, dass immer wieder die rohe Fleischmasse herausschaut. Es riecht nach Verwesung und gibt ein quatschendes Geräusch von sich, als ob er voller Wasser wäre. Was fehlt, was täte ich, wenn ich etwas verändern könnte ... Ich weiß nur, dass er von diesen Einschnürungen befreit werden müsste, aber nicht, wie das geschehen könnte ... «

Eine andere Frau berichtete: »Ich stehe vor der Gebärmutter im Bauchraum. Ich sehe sie wie ein glänzendes Ding, rund wie ein Heißluftballon. Die Wand ist ganz glatt und kühl und fest. Sie ist geriffelt und sie leuchtet gelborange. Das sieht sehr schön aus. Der Ballon hat Einbuchtungen, ganz regelmäßig, wie ein richtiger Heißluftballon oder eine Muschel ... Oben auf den Rundungen sind wie Tropfen aussehende Verzierungen, überall, ganz regelmäßig. Die Tropfen sind ganz klein und fest mit dem Ballon verwoben. Die Tropfen sind wohl die Myome ... wie die Tropfen in einer Tropfsteinhöhle. Ich höre auch ein tropfendes Geräusch. Es fehlt Wärme. Es sieht schön aus, ist aber kühl, glatt. Ich fasse mit der Hand an einen Tropfen. Die Rundung des Tropfens passt genau in meine Handhöhle. Ein schönes Gefühl. Das Gebilde ist ganz fest. Ich bin überrascht von seiner Schönheit. Ich hatte befürchtet, ich sehe am kranken Ort etwas Rotes, Dickes oder Schwarzes, Hässliches.«

Eine Frau, die sich immer wieder von Blaseninfektionen und Blasenempfindlichkeiten geplagt fühlte, fand den Eingang durch ihre Vagina, konnte den Weg sehr klar wahrnehmen. Sie kam dann zu ihrer Blase und konnte diese nur unklar erkennen, denn die Blase war wenig konturiert und grau. Im Inneren des grauen Gebildes entdeckte sie bei näherem Hinschauen Gefäße, die die gesamte Blase durchzogen. Mit ihrer Vorstellung versetzte sie sich dann in das Innere der Blase: »Dort ist alles belebt, glutrot, anders als das graue Äußere«. Die Frau konnte die Harnröhre als Ausgang erkennen, sie hörte es plätschern. Der Schließmuskel der Blase, in Form einer Rosette, hatte viel zu viel Spannung. Was fehlt diesem Ort? Loslassen, keine Kontrolle mehr, Vertrauen.

DIE QUALITÄTEN DER BILDER

An dieser Stelle möchte ich mit Ihnen den ersten Halt auf unserer Reise einlegen, denn aus der Erkundung des erkrankten Körperorgans oder -bereichs lassen sich wichtige Hinweise für den Selbstheilungsprozess und die nachfolgenden Selbstheilungsschritte ableiten.

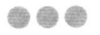 Innere Körperreisen und Visualisierungen

Alle inneren Bilder, alle Beratungsschritte nach der Methode Wildwuchs sind ausgerichtet auf die Suche nach diesen Selbsthilfeschritten, die eine Frau eigenständig und aktiv umsetzen kann. Nur mit dieser Zielsetzung und Fragestellung macht es Sinn, die inneren Bilder zu deuten und auszuwerten. Gefragt sind Selbstheilungsschritte, die später Bestandteil des Gesundheitstrainingsprogramms sein können.

Wir sind also jetzt auf unserer Reise an einem Punkt angelangt, an dem Sie das neue Land mit Ihrer Vorstellung betreten haben. Jetzt müssen Sie verstehen lernen, was die Eindrücke über dieses Land aussagen. Um die Kultur eines Landes begreifen zu können, muss die Sprache gelernt werden. Die inneren Bilder sind die Sprache der Körper-Kultur.

Erinnern Sie sich an das Beispiel der Körperlandschaft aus dem vorherigen Kapitel: Die inneren Bilder sind das Ausdrucksmittel, mit dem die Gartenlandschaft mit Ihnen kommunizieren kann. In einem weitergehenden Schritt können Sie von Ihrer Seite durch innere Bilder mit der Gartenlandschaft sprechen.

Diese Option ist insbesondere für die spätere Erarbeitung von gesundheitsförderlichen Elementen durch heilsame Visualisierungen wichtig. Die inneren Bilder sind eine Darstellungsform dessen, was wir an innerem Wissen über uns, unseren Körper und die Welt um uns herum haben. Unser inneres Wissen bedient sich innerer Bilder, spricht in diesen Bildern zu uns, schickt uns Informationen und gibt Antworten. Körper und Seele erzählen mittels der inneren Bilder, ähnlich wie Träume uns das vom Alltagsbewusstsein »Ungewusste« vor Augen führen.

Innere Bilder sind eine eigene Ausdruckswelt, deren Vielfalt und Differenziertheit wir wieder erlernen müssen, wie eine neue Sprache. Die Bildersprache folgt eigenen Gesetzmäßigkeiten und eigenen Sprachregeln, die vom Gewohnten abweichten. Sie transportiert die Information von Bildern nicht in der uns geläufigen Form in unser Alltagsbewusstsein. Wenn Sie ein Foto von einer Landschaft sehen und eine Wüste erkennen, wissen Sie etwas über die Realität dieser Landschaft: Da gibt es Hitze, Dürre und Trockenheit.

Im Gegensatz dazu benutzt das innere Wissen verschiedenartige Qualitäten von inneren Bildern als Ausdrucksmittel der Unterscheidung. Diese unterscheidenden Qualitäten sind beispielsweise die Deutlichkeit oder Unklarheit von Bildern oder die Art und Weise, wie sie entstehen. Ebenso

Die Qualitäten der Bilder

sind der Abstand zu den inneren Bildern in der Visualisierung oder auch die Qualität der sinnlichen Wahrnehmungen Informationsquellen. Die unendlich vielen Variationen und Differenzierungsmöglichkeiten der Bilderqualitäten sind das Instrumentarium der Sprache – anstelle von Worten –, mit dem das innere Wissen die Begrifflichkeit wichtiger Informationen in unser Bewusstsein hinein vermitteln kann.

Aus der bisher beschriebenen Körperreise an den Ort der Beschwerde können wir zwei wichtige Informationen erhalten, die für die Entwicklung von Selbsthilfeschritten relevant sind:

Zum einen geben die Qualitäten der inneren Bilder vom Ort der Beschwerde Aufschluss über krankheitsrelevante Themen und an dieser Wegstation der Selbstheilungsarbeit wird erstmalig nach der Eigenverantwortung, nach einer Antwort auf die Anliegen und Bedürfnisse des erkrankten Ortes gefragt: »Weißt du, was diesem Ort fehlt, was dieser Ort braucht?«, so heißt es in der Visualisierungsanleitung.

Hier wird die Frage nach einer Beantwortung der Körperzustände direkt und konkret gestellt und in diesem Sinne Ver-Antwortung verlangt. Wie reagiert die Betroffene auf das, was der Körper für den Beschwerdebereich benötigt und was bietet sie dem Körper an?

Die nachfolgenden Beispiele aus meiner Beratungspraxis sind ausgesuchte Bilderreisen, die auf die Qualitäten der Bilder und die darin enthaltenen Hinweise für die Selbstheilungsarbeit verweisen.

Wenn die Bilder Ihrer Körperreise von den klaren, konkreten und plastischen Schilderungen dieser Beispiele abweichen, weil sie eher flüchtig, undeutlich oder unerklärlich sind, soll Sie das nicht verunsichern. Die dargestellten Bilderlebnisse sind nur eine Qualität von inneren Bildern. Diese klaren und plastischen Bilder wurden von mir ausgewählt, um ein grundlegendes Verständnis der körperorientierten Visualisierungen zu vermitteln.

In der alltäglichen Beratungspraxis sind die inneren Bilder in ihren Wahrnehmungsqualitäten wesentlich differenzierter. Sie erscheinen undeutlich, bruchstückhaft, wechselnd und farblos und gerade durch ihre Vielfältigkeit werden detaillierte Aussagen zu krankheits- und heilungsrelevanten Aspekten angezeigt.

Nicht alle Differenzierungen aus der Visualisierungsarbeit können hier erläutert werden. Deshalb möchte ich Ihren Blick für einige typische Qualitäten der inneren Bildern schärfen, die für die Interpretation Ihrer eigenen

Innere Körperreisen und Visualisierungen

Bilder anregend sein können. Die nachfolgenden Aussagen über die Qualitäten der Bilder sind keine Bewertungen und enthalten keine Wertigkeit. Vielfältige, plastische und bunte Bilder sind nicht die guten und undeutliche Bilder die schlechten. Innere Bilder sind Informationen! Körper und Seele schicken diese Bilder und erzählen uns mittels dieses Mediums von sich. So ist selbst ein Bild, das fehlt, nicht etwa ein Missgeschick oder ein Versagen, sondern eine wichtige Information für den Selbstheilungsprozess, und das ist eine der wichtigsten Erkenntnisse aus der jahrelangen Erfahrung mit körperorientierten Visualisierungen: Die Qualitäten der Bilder, wie ihre Deutlichkeit, oder der Abstand zum Bild und die Art und Weise, wie Bilder sich im Entstehungsprozess entwickeln, sind Indikatoren für Wirkungselemente im Krankheitsprozess.

Als Wirkungselemente bezeichne ich den Krankheits- und Heilungsprozess mitgestaltende Elemente, wie die Umgangsweise mit der Erkrankung, Lebensthemen und damit einhergehende grundlegende Lebenseinstellungen und Verhaltensmuster im Alltag. Diese Wirkungselemente sind gleichzeitig die Bereiche, auf die wir selbst in heilsamer Weise einwirken können. Die verschiedenen Qualitäten der inneren Bilder verweisen auf die den Krankheitsprozess mitgestaltenden Einflüsse.

Welche Bedeutung hat eine Visualisierungserfahrung, wenn kein Bild von dem erkrankten Ort entsteht oder wenn frau an einer zentralen Stelle der Körpererkundungsreise einschläft?

In der Beratungspraxis hat sich eine elementare Grundregel für die körperorientierte Visualisierungsarbeit herausgebildet: Nicht-Sehen bedeutet immer eine Grenze, ein Stoppsignal in der Selbstheilungsarbeit. Dafür gibt es einen guten Grund, auch wenn dieser dem Verstand nicht logisch erscheint: Der Körper baut einen Schutz vor weiteren Einblicken auf und es tut gut, sich dieser Grenze bewusst zu werden.

Es gibt auch die umgekehrte Erfahrung, dass Frauen zeitweise in einer Visualisierung schlafen und dann an einer ganz bestimmten Stelle wach werden, so, als ob alle unnötigen Informationen beiseite gelassen werden. Körper und Seele haben sich auf das Wesentlichste konzentriert und die gesamte Aufmerksamkeit ist auf ein Bild oder einen Ort im Körper gerichtet. Sie können darauf vertrauen, dass Sie die inneren Bilder so sehen, wie sie für Sie wichtig sind. Wenn Sie keine Bilder sehen, können Sie darüber nachdenken, ob jetzt wirklich der richtige Zeitpunkt für eine Visualisie-

Die Qualitäten der Bilder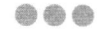

rungsarbeit ist oder Sie eine Begleitung oder professionelle Beratung in Anspruch nehmen sollten. Vielleicht sehen Sie nur wenige Bilder, und die sind genau ausreichend für die Anregung Ihrer eigenen Selbstheilungskräfte. In der Regel offenbaren die inneren Bilder die Informationen über die Körperbeschwerde in dem Maße und auf die Weise, die für Sie verkraftbar und weiterführend ist.

Wenden wir uns einer Bilderqualität zu, die wichtige krankheitsrelevante Wirkungselemente erhellen kann: die Deutlichkeit der inneren Bilder. Von Bedeutung ist dabei nicht nur, wie deutlich die Bilder gesehen werden konnten, sondern wie vollständig die Wahrnehmung eines Körperorgans war, also als Bild mit allen Sinnen wahrgenommen werden konnte

Es lohnt eine Interpretation, wie deutlich oder verschwommen innere Bilder gesehen werden und welche Körperbereiche sich sehr klar, und welche Orte sich nur sehr undeutlich gezeigt haben. Erfahrungsgemäß kann eine undeutliche Wahrnehmung auf eine Angst hinweisen, etwa sich einen erkrankten Körperbereich anzuschauen.

Eine Frau mit einer Schilddrüsenerkrankung beispielsweise konnte den gesunden Schilddrüsenlappen klar und deutlich sehen. Der Bereich des anderen Schilddrüsenlappens dagegen, in dem ein autonomes Adenom diagnostiziert worden war, erschien insgesamt als diffuses Dunkel. Die Frau war ja gewillt, sich ihrer Erkrankung zuzuwenden, aber die Undeutlichkeit der Bilder verwies auf eine Thematik, die vor der näheren Organerkundung lag, nämlich die Angst vor der Krankheit. Das Verschwommene konnte mit den Händen ein bisschen berührt, eher »atmosphärisch« wahrgenommen werden.

In einem anderen Beispiel wies die reduzierte Wahrnehmung des Krankheits-Ortes auf ein Thema hin, das mit dem Körperbereich in Verbindung stand. Wieder war es eine schilddrüsenerkrankte Frau, die ihr Herz in der Visualisierung zwar sehr detailliert sehen konnte, aber es weder berührt hat und, obwohl sie die Muskelarbeit des Herzens sah, keine Geräusche hören konnte. Es war in dem Bereich des Herzens im wahrsten Sinne totenstill, was sie an ein für sie dramatisches Lebensgefühl und -thema erinnerte.

In einem weiteren Beratungsfall hatte eine Frau während der gesamten Visualisierung zur *Körpererkundung* überhaupt keine konkreten Bilder, sondern nahm nur bestimmte Schwingungen sowie weiße, gelbe und rote

Innere Körperreisen und Visualisierungen

Punkte im Körperinneren wahr. Vertrauensvoll blieb sie während der Visualisierung dabei, das ganze Geschehen unzensiert wahrzunehmen, die Bilder auf sich wirken zu lassen und konstant aufmerksam zu bleiben. Das Auswertungsgespräch im Anschluss an die innere Reise brachte zunächst keine weitere Klärung für eine mögliche Bedeutung dieser Art des Bildersehens.

Im weiteren Verlauf der Beratungsarbeit entschlüsselte sich dann, dass die Betroffene am ganzen Körper unter einer chronischen, hornhautähnlichen Verdickung der Haut litt. Die Qualität des inneren Nichtsehens kannte die Frau aus ihrer Kinderzeit. Sie erinnerte sich, wie sie sich oft als Mädchen versteckt hatte, um nicht gesehen zu werden, da sie in ihrer Kindheit ständiger sexueller Gewalt ausgesetzt war.

Das Nicht-Gesehen-Werden korrelierte mit dem inneren Nicht-Sehen und war eine Möglichkeit, dem bewussten Erleben und Merken der regelmäßigen sexuellen Gewalt in der Kinderzeit zu entkommen. Der Schutzmechanismus des Nichtsehens wurde als inneres Bild zur wichtigen Information in Verbindung mit der Erkrankung. Die Haut selbst war als verdickte Schutzhaut das Mahnmal für die Verletzungen aus der Kindheit. Als einen weiterführenden Selbstheilungsschritt suchte sich die Frau eine ihr entsprechende Therapiemöglichkeit.

Eine weitere Qualität der inneren Bilder ist der Abstand im Visualisierungserleben. Ich frage in jedem Nachgespräch, wie nah oder fern die Betroffene bestimmten Bildern und den entsprechenden Körperstellen war. Ob sie sich selbst als Person wie im Film zugesehen hat, oder ob sie dem Körpergewebe so nah war, dass sie das erkrankte Organ mit ihren Händen berühren konnte.

Die Nähe und Berührbarkeit in den inneren Bildern zeigen das Verhältnis der Frau zu ihren Körperregionen, zu ihren erkrankten Körperstellen, wie am Beispiel der Frau, die mit einem gutartigen Knoten in der Brust zu einer Seminarreihe kam. Sie suchte Nähe und Kontakt zu diesem Knoten und wollte »sich seiner annehmen«, so ihr formuliertes Ziel. In den inneren Bildern zeigte sich dann, dass sie diesen Knoten nicht berühren mochte, ihn widerlich fand. Statt der beabsichtigten liebevollen Hinwendung konnten ihre Wut und innere Ablehnung der Erkrankung gegenüber deutlich werden. Auch diese Feststellung ist ein wichtiger Anhaltspunkt bei der Bestimmung weiterführender Selbsthilfeschritte.

Solche Zusammenhänge ergeben sich natürlich nicht sofort, und als Begleiterin kann ich die Aussagen der Bilder nur so weit verstehen, wie die betreffende Person sie selbst begreift. In dem Maße, wie die Frau sich öffnet und für die Informationen ihres eigenen inneren Körperwissens bereit ist, kann ich als Begleiterin nachverstehen. Zudem sind die inneren Bilder vielschichtig und vieldeutig, so dass sich immer wieder neue Aspekte und ein neuer Sinn entdecken lassen.

Eine Bestätigung dafür ist meine persönliche Erfahrung mit der ersten Visualisierung meines Lebens: Sie führte an den Ort meiner Erkrankung, in meinen Bauch. Die Bilder, die ich dort gefunden habe, begleiteten mich noch einige Jahre lang. Immer wieder entdeckte ich erstaunt neue Schichten und Aspekte der Bilder in Träumen oder durch Therapiesitzungen. Noch Jahre später wurde mir bewusst, dass diese oder jene Information schon in den Bildern der Visualisierung enthalten gewesen war!

Zum Abschluss einige Körperreisen, die aufzeigen, wie weitgreifend die inneren Bilder unser Verhalten aus der alltäglichen Lebensweise widerspiegeln und damit bewusst und anfassbar machen:

●●●   Eine Frau mit einem gutartigen Tumor im Bauch hat sich in der Visualisierung als Persönchen – also wie im Film – über das Körpergebilde hinweghuschen sehen. In der anschließenden Visualisierungsarbeit zeigte sich dann, dass in dem Tumor ein sehr tiefer Schmerz und große Trauer aufgehoben waren.

Dieser Schmerz stand in Verbindung mit der Trennung aus einer Liebesbeziehung, die schon acht Jahre zurücklag. Die Umgangsweise der Frau mit diesem Schmerz bestand darin, über ihn hinwegzuhuschen: In den Bildern zeigte sich das durch den Abstand und ihre huschige Fortbewegungsart über das Gebilde hinweg. In ihrem Alltag, in ihren Kontakten zu anderen Menschen, führte sie ein ebenso huschiges Leben als bekannte Forscherin mit vielen Vortragsreisen. Sie lebte also auch in ihren Kontakten huschig. Dazu gehörte die Vermeidung von Nähe, Intimität und Intensität, die die Trauer freigesetzt hätten. Bemerkenswert war, dass diese Frau sich daran erinnerte, ihre spirituelle Begleiterin – eine Art Zauberin – zum Zeitpunkt der Trennung verloren zu haben. In der Visualisierung hatte sie die ehemalige Zauberin als tütelige englische Lady verwandelt wiedergesehen, die ihren Fahrschein nicht finden konnte.   ●●●

● ● ●   Innere Körperreisen und Visualisierungen

Dieses Beispiel verdeutlicht sehr anschaulich, wie eine Erkrankung sich in ihren Auswirkungen auf der körperlichen, psychischen und spirituellen Ebene in den inneren Bildern zeigen kann. Eine schöne Deutung von inneren Bildern hat eine Frau mit Endometriose für sich gefunden. Sie beschreibt ihre Visualisierung zur Körpererkundung:

● ● ●   »Nach einer langen Entspannungsphase machst du dich auf den Weg an den Ort deiner Krankheit. Du reist durch deinen Körper und gelangst an den inneren Ort deiner Krankheitslandschaft. Ich sah meinen Eierstock als ein rotes pulsierendes Herz, das voller Leben war, und eine Eisenplatte, die auf dieses Herz montiert war. Sie hemmte es und verhinderte die Ausbreitung der Energie. Diese rote glühende Lebensenergie war regelrecht gepanzert, gestoppt und mit Macht bezwungen. Ich ließ mich auch auf andere Sinneseindrücke ein. Geräusche, die von diesem Herzen kamen: ein Hämmern und Schlagen. Gerüche, metallisch und nach frischem Blut. Ich konnte dieses Bild sehr gut auf meine Lebensempfindung übertragen: voller Energie, glühend und neugierig einerseits und auf der anderen Seite kämpfend, von einem Panzer umgeben, der mich stoppte und mich ohnmächtig machte. Macht und Ohnmacht waren Themen in meinem Leben. Sie kehrten mit den inneren Bildern in konzentrierter Form zurück. Meine Lebensenergie war gehemmt, gepanzert und gefangen. Über die inneren Bilder bekam ich Zugang zu dieser Blockade. Aber auch zu meiner Kraft.«   ● ● ●

Sie können sich darin üben, Ihr Verständnis für Ihre eigene innere Weisheit zu schulen. Sie können Ihre inneren Bilder malen und damit nach außen bringen. Während des Malprozesses achten Sie auf Ihre Eingebungen. Betrachten Sie dann das Bild und lassen Sie es auf sich wirken.

Eine andere aufschlussreiche Methode ist das im Körperinneren Wahrgenommene mit geschlossenen Augen in Ton zu formen und noch während des Schaffensprozesses aufmerksam für entstehende Empfindungen und Erkenntnisse zu sein. Sie können sich die Bedeutung und Aussagekraft Ihrer inneren Bilder mit allen kreativen Mitteln erschließen.

Der zweite Bereich der Körpererkundungsreise, der eine Bestimmung der Selbstheilungsschritte ermöglicht, sind die Informationen, die Sie als Antwort auf die Frage erhalten haben, was diesem Ort fehlt, was dieser Ort braucht, nach dem, was Körper und Seele für ihr Wohlsein verlangen.

In den geschilderten Erfahrungen antwortete der Ort der Beschwerde mit »Wärme und Liebe für den Hals«, »Luft für die Schilddrüse«, »Elastizität für die Lunge« und »Licht für die Brust«. Welche Antworten haben Sie bekommen?

An diesem Punkt bedeutet Eigenverantwortung, dem Körper Antwort zu geben auf die so geäußerten Bedürfnisse. Und das ist »ein einfach Ding, was schwer zu machen ist«. Dabei können die Körpergelüste mit einfachen Handlungen beantwortet werden, wie den Hals regelmäßig mit einem schönen Tuch zu wärmen oder täglich eine Atemübung für die Beatmung der Schilddrüse zu machen.

Das Schwere an diesen einfachen Übungen ist, dass diese Handlungen über den gewohnten Umgang mit dem Körper sowie über die gewohnten Verhaltensweisen hinausgehen. Allein dem Körper täglich und regelmäßig liebevolle Aufmerksamkeit zu schenken, ist für viele Frauen ein wirklich neuer Schritt gemessen an der bisherigen Nicht-Beachtung. Neue Verhaltensweisen auszuprobieren, führt in neue Erlebnisbereiche und kommt einer Mutprobe gleich.

Ich empfehle Ihnen, die Bedürfnisse Ihres Körpers mit einem Brief zu beantworten: eine ehrliche Antwort auf die Information, die Sie an dem Beschwerde-Ort bekommen haben. Antworten Sie Ihrem Körper wie einer Freundin, die eine Bitte an Sie formuliert hat. Wichtig dabei ist Ihre Ehrlichkeit und dass Sie sich erlauben mit Nein zu antworten, wenn Sie keine Lust haben, einer Bitte nachzukommen. Solch ein Brief ist praktizierte Eigen-Ver-Antwortung!

Die nächste Etappe der Körperreise ist der Schoß, der Raum der weiblichen Organe:

»Gehe jetzt den Weg in deinen Schoß, in den Raum deiner weiblichen Organe.
Merke den Weg, den du gehst. Beachte die Umgebung.
Wenn du im Schoß angelangt bist, kannst du umhergehen und dir alles anschauen: Formen, Farben ... mit deinen Händen kannst du das Gewebe erspüren ... Weichheit.
Du kannst die Gerüche riechen und die Geräusche hören.
Welche Atmosphäre ist an diesem Ort und wie fühlst du dich darin?«

● ● ● Innere Körperreisen und Visualisierungen

Das Erleben innerer Weiblichkeit geschieht in diesem Teil der Körpererkundung. Der weibliche Schoß ist ein für Frauen und ihre Körperlichkeit absolut wichtiger Ort. Das Verhältnis, das eine Frau zu ihren weiblichen Organen hat, ist eine Aussage über ihr Frausein. In der Beratungspraxis zeugen die Einstellungen der Frauen zu ihren weiblichen Organen häufig von einer chronischen Tabuisierung und Selbstentwertung weiblicher Potenz. Das Wunder der inneren Weiblichkeit, die Wandlungskraft im Zyklus von Eisprung und Mens-truation, die Schöpfungskraft körperlicher Prozesse ist vielen Frauen überwiegend egal bis lästig. Am meisten wird die weibliche Schöpfungskraft von Frauen im Zusammenhang mit Schwangerschaft und Geburt beachtet und bewundert. Viele Frauen haben kein positives Verhältnis zu ihrer Körperlichkeit und für viele ist das Leben mit den weiblichen Organen keine tiefe Energie spendende Erfahrung.

Das negative Erleben möchte ich mit den Worten einer Frau zusammenfassen, die ihren Besuch im Raum der weiblichen Organe so erklärte: »Es war wie eine eigene Welt, in der ich nichts verloren hatte ... Das hatte nichts mit mir zu tun, da hab ich mich am unwohlsten gefühlt.«

In der Beratungspraxis gibt es auch das andere Erleben weiblicher Körperlichkeit, von dem Frauen nach dem Besuch in ihrem Schoß berichten. Die nachfolgende Schilderung zeigt, wie Frauen das Wunderbare ihrer inneren Weiblichkeit erleben können.

Zu Besuch im Schoß

● ● ●   Zartrosa entfalten sich zur rechten und linken Seite Hautwände, ein Gang eröffnet sich mit dem Gehen, Schritt für Schritt. Empfindsame Wände sind es, mit Falten und Fältchen, mit Rillen und Rinnen; ein Rosarot, in dem kleine Äderchen dunkel durchscheinen. Weichheit. Der Boden ist glitschig und in gedämpftem Licht schimmert dann und wann seidigglänzend die feuchte, fast durchsichtige Schutzhaut des Ganges auf. Warm ist es im Gang, es riecht nach Körper. Die zarten Wände möchten nur vorsichtig und sanft berührt werden, sie schrecken vor jedem Zuviel an Kontakt zurück.

Sie ist Gast in diesem Innenleben und bestaunt ihre innere Schönheit, ihre sinnliche Körperlichkeit. Bei jedem Schritt spürt sie den muskulösen und weichen Gang unter ihren Füßen. Staunend, immer wieder staunend.

Die Qualitäten der Bilder ● ● ●

In einiger Entfernung sieht sie den Gebärmuttermund vor sich. Kugelig und glänzend, wie eine Bergkuppe mit seidiger Beschichtung, taucht er vor ihr auf als der Gang sich weitet. Der Muskel scheint fest und konzentriert, ein kleiner Schlitz führt in das Innere der Gebärmutter. Neugierde, Ehrfurcht und Unternehmungslust durchströmen sie.

Sie wartet einen Moment, genießt die Kraft und die Konzentration, die dieser Durchgang ausstrahlt, und wird hineingesogen, weiter, tiefer in die Innenwelten. Den Durchgang empfindet sie als angenehm weich, glibberig, empfindlich und doch fest. Ein weiter Raum tut sich vor ihr auf. Sie steht im Inneren einer Höhle, ein dunkelrotes Gewölbe spannt sich wie ein großes Kuppelzelt über ihr. Gedämpftes Licht. Auch hier ist der Boden fest, ein bisschen straffer noch als in dem Gang, durch den sie gekommen ist. Die roten Höhlenwände berührt sie sanft mit ihren Händen, spürt die Kraft der Wände, ihre Wärme. Muskulös-kräftig bereiten sie einen geschützten Raum, der mit samtiger, feuchter Haut ausgekleidet ist.

Der Raum lädt ein zur Ruhe, zum Sichfallenlassen, zum Sichanvertrauen. Aufgehobenes Sein. Sie lässt sich an den Wänden entlang zu Boden gleiten, liegt dann eingebettet in völligem Wohlgefühl. Die samtig-feuchte Schutzhaut der Wände beginnt sie einzuhüllen, eine sinnliche Berührung. Sie liegt da und lauscht in das Innere der Wände. Sie spürt ein leises Pulsieren, wie Ausläufer von einem stärkeren Klang an einer anderen Stelle des Körpers. Leben – pulsieren – fließen.

Sie liegt wie in einer Schale, betrachtet den großen Raum über sich. Er sieht aus wie ein Himmelszelt, an das rote und lila Häutchen angeheftet sind. Kleine Ausbuchtungen stülpen sich aus den Wänden und lassen an einigen Stellen die Höhlenwände sanft hügelig erscheinen mit manch geheimnisvollem, verborgenem Winkel. Die Atmosphäre im Raum wirkt entspannend. Ein Gefühl der Andacht beginnt sich auszubreiten, wie in einer Kirche. Hier entsteht Erhabenheit durch Wärme, Geborgenheit und Sinnlichkeit. Tiefe Dankbarkeit breitet sich in ihr aus für diesen Ort. Plötzlich tropft es! Obwohl sie nicht geschlafen hat, ist es wie ein Erwachen. Die Haut scheint sich zu verwandeln, beginnt anzuschwellen, verdickt sich und verändert ihre Konsistenz in lockeres Gewebe, so als würde sie sich ganz langsam und doch ständig aufschäumen.

Sie springt abrupt auf, schüttelt das dämmerige Gefühl ab und macht sich auf den Weg weiter in die Höhle hinein. Die ganze Höhle scheint aktiv zu sein. In den Höhlenwänden ist Bewegung entstanden. Rhythmus und eine kaum merkliche Vibration. Die Bewegung lässt sie leicht schwanken. Sie hüpft und springt durch die hügeligen Erhebungen, rutscht ab und hüpft weiter. Rechts, etwas oberhalb von ihr, entdeckt sie eine etwas dunklere Stelle in der Höhlenwand, ein nächster Durchgang, wie es scheint. Krabbelnd zieht sie sich das Stückchen Wand hinauf bis in die kleine Öffnung hinein.

Ein neuer Gang öffnet sich vor ihr. Etwas heller und rosa-gelblich liegt ein Eileiter vor ihr. Der Gang ist rund und eng, bestehend aus dünnwandiger silbrig-gelber transparenter Umhüllung und führt weiter in das Innere.

Sie beginnt durch den niedrigen Gang zu kriechen und spürt dabei, dass seine Umhüllung sehnig-fest ist. Die leichte Feuchtigkeit erleichtert ihr das Hindurchgleiten. Und dann weitet sich der Gang wie das Ende einer Trompete. Jetzt kann sie einen Eierstock erkennen. Aus der Entfernung erscheint er weich-flauschig wie aus Watte. Beim Näherkommen ähnelt er einer geschlossenen Orchidee.

Als sie dicht davor steht und den Eierstock berührt, erkennt sie ihn als große Weintraube, hell gelblich-glänzend. Eine Masse aus weißen Eiern in einer zarten Umhüllung. Sie streichelt dieses knubbelige Gebilde und ein zärtliches Gefühl entsteht dabei in ihr. Sie hört leises Gluckern im Inneren des Eierstockes, spürt ein lautloses Sirren wie bewegungslose Vibrationen, und sie fühlt die hier innewohnende Quellkraft des Lebens. Sie schließt die Augen und genießt diese Offenbarung.

Etwas zieht an ihr. Nichts Greifbares, aber ein deutlicher Sog. Sie weiß, es ist Zeit zur Umkehr, Zeit sich zu verabschieden. Sie küsst den Eierstock, gibt Wärme und Liebe mit ihren Händen und lässt sich dann den leicht nach unten geneigten Gang hinunterrutschen. Mit einem Schwung landet sie wieder sanft in der Höhle mit ihrer tropischen, feucht-warmen Atmosphäre. Der ganze Raum quatscht und schmatzt vor Feuchtigkeit. Die Schutzhaut hat sich vermehrt, hängt ein Stückchen tiefer von der Decke herab, von einzelnen Adern durchzogen. Plötzlich strömt Blut in Richtung Ausgang, ein roter warmer Strom. Bedenkenlos wirft sie sich in diesen Fluss und wird durch den Gebärmuttermund nach außen geschwemmt, zurück in eine andere Welt.

Was haben Sie bei Ihrem Besuch im Schoß entdeckt? Besinnen Sie sich noch einen Moment auf Ihre Erkenntnisse und richten Sie dann Ihre Aufmerksamkeit auf einen neuen Ort.

Der Ort der Kraft

Diese Phase der Körperreise ist eine »Fahrt ins Blaue«, ein Abenteuer ins Unbekannte zum Ort der Kraft. Sie wissen nicht, wo dieses Ziel liegt? Keine Sorge, Sie müssen diesen Ort nicht suchen – dieser Ort findet Sie!

»Jetzt gehst du zu einem weiteren Ort in deinem Körper, zu einem Ort deiner Kraft, deiner Kraftquelle.
 Es gibt nichts für dich zu denken oder zu tun. Dieser wichtige Ort zieht dich an und du brauchst nur dieser Anziehungskraft zu folgen, um die Kraftquelle im Körper zu finden.
 Du erspürst diesen Ort mit all deinen Sinnen und lässt ihn auf dich wirken. Wenn du es wünschst, kann deine Kraft an diesem Ort eine Gestalt annehmen und sichtbar für dich werden ... als Person, als Tier oder Gegenstand.
 Du kannst dieser Gestalt eine wichtige Frage stellen. Stelle die Frage und merke dir die Antwort.«

Diesen Kraft-Ort in sich selbst zu wissen, ist ein Geschenk, das Ihnen für den heilsamen Prozess in Ihrem Alltag zur Verfügung steht. Sie können diese kraftvolle Energie in alle Körperbereiche lenken und sich durch das Symbol der Kraft an sie erinnern. Diese innerliche Kraftquelle steht Ihnen zu jeder Zeit zur Verfügung.
 Nach diesen Erlebnissen endet die Reise. Es ist wichtig, sich angemessen aus der Welt der inneren Bilder zu verabschieden und wieder mit allen Sinnen in das Alltagsbewusstsein zurückzukehren. Mit einer deutlichen Verabschiedung Grenzen zu setzen, ist der Sinn der Rückführung aus der Visualisierung:

»Jetzt mache dich allmählich für die Rückkehr bereit und finde den Weg aus dem Körper heraus.
 Du gelangst an deinen sicheren Ort, wirst größer, verschmilzt mit dem großen Körper.
 Zähle jetzt innerlich ganz langsam von 1 bis 10, und mit jeder Zahl kommst du mehr und mehr aus deinen inneren Bildern heraus.
 Spüre deinen Körper wieder ... Lass dir deine Zeit und öffne dann die Augen.«

Innere Körperreisen und Visualisierungen

Diese ausführliche und sorgfältige Rückkehr ist von elementarer Bedeutung. Erfahrungsgemäß würde es vielen Frauen gut gefallen, weiter in der Bilderwelt zu verweilen. Die gefundene Gestalt der Kraft und der Sichere Ort sind zum Verbleiben schön. Eine gute und ausführliche Anleitung zur Verabschiedung von den inneren Bildern und die Orientierung auf das Alltagsbewusstsein sind deshalb unabdingbar, damit wir nicht in den inneren Bildern hängen bleiben.

Bei einer anderen Variante, mit der ich in der Beratungsarbeit die Körpererkundungsreise anleite, lasse ich die erkrankte Frau anstatt den Ort der Kraft, den Ort finden, der wichtig für die Erkrankung oder die Beschwerde ist. »Und dieser Ort zieht dich an.« Mit dieser Vorgabe wird nach tiefer gehenden Zusammenhängen zwischen verschiedenen Körperbereichen und -themen geforscht.

Wenn Sie an den Vergleich mit der Körperlandschaft denken, werden mit diesem dritten Ort weitere Verbindungen innerhalb der Landschaft aufgezeigt. Plötzlich gehören verschiedene Körper-Orte zusammen, sind in ihrem Zusammenspiel maßgeblich für den Krankheitsprozess beteiligt, und die verschiedenen Symptome des Körpers geben sich in einem neuen, bisher unbekannten Zusammenhang zu erkennen. Denn Krankheit ist immer ein Ausdruck des gesamten Körperlebens!

In dieser Version bietet die Visualisierungsanleitung die Möglichkeit, ein Symbol für die Gestalt der Erkrankung zu erfinden. Diese symbolische Krankheitsgestalt als Person, Tier, Gegenstand oder Gewächs ist die Verkörperung der abgespaltenen Erfahrungen und besitzt eine hochenergetische Intensität, die sogar im Beratungsraum eine Wandlung in der Atmosphäre bewirken kann. Eine Gestalt, die faszinierend, begehrens- und/oder hassenswert für die Frau ist und einen Einblick in die ungeheure körperliche Kreativität gibt. Es sind Gnome, Elfen, Spinnen, grüne Ungeheuer, Tiere, Vulkane, Flüsse, Meere, Raben, Mönche, Väter, Omas ... als Symbol für Energien, die nicht gel(i)ebt werden dürfen.

Hier enden die gemeinsamen Reisen in das Innere der Körperlandschaft. Im Rückblick können Sie noch einmal über die Deutlichkeit der Bilder nachsinnen.

Was konnten Sie mit welchen Sinnen wahrnehmen?

Wie war der Abstand zu den Bildern? Haben Sie sich wie im Film gesehen?

Die Qualitäten der Bilder

Haben Sie die innere Welt mit Ihren Händen berühren können? Wie war Ihre Art der Fortbewegung durch die Körperlandschaft, wie Ihr Kontakt zum Körperinneren?

Schreiben Sie Ihre Eindrücke auf, malen Sie dazu und sprechen Sie über Ihre Erlebnisse mit vertrauten Menschen, die offen für diese Art von Selbsterfahrung sind.

Mit der Visualisierung *Körpererkundung* haben Sie sich einen ersten Überblick über die problematischen Zustände, über die Kraft-Orte und vielleicht auch schon über die Verbindungen und Verbundenheit innerhalb der Körperlandschaft verschafft. Damit ist der Rahmen für jede weitere Bilderarbeit und Zwiesprache mit dem Körper gesetzt.

Durch die Körpererkundung haben Sie eine Rundreise durch das gesamte neu zu entdeckende Land erlebt und wichtige krankheits- oder beschwerderelevante Verhältnisse aufgespürt. Diese innere Reise eignet sich aber nicht nur für den Krankheitsfall oder zur Untersuchung von einfacheren körperlichen Beschwerden wie Verspannungen, Pickel, Schnupfen und kalte Füße. Auch unsere gefühlten Sorgen, Ängste und Arbeitshemmungen haben ihre Auswirkungen im Körper, selbst wenn sie nicht sofort als negative Körpersignale spürbar werden. Auch Prüfungsängste oder Ängste vor schwierigen beruflichen Entscheidungen oder einem Konfliktgespräch in einer Beziehung sind es wert, im Körper nach Hinweisen und Antworten zu suchen.

Die Visualisierung *Körpererkundung* beinhaltet mehr als eine direkte heilsame Qualität: Außer der Bilder-Wahrnehmung ist die Visualisierung eine Kontaktaufnahme und eine innere Berührung mit dem Körper!

Vielleicht haben Sie gespürt, dass Sie mit dieser Reise Ihren eigenen Körper wie eine Freundin besuchen und auf neue Art wahrnehmen. Und der Körper reagiert darauf, beispielsweise mit einem leichten Ziehen in der Gebärmutter, während Sie sich im Schoß aufhalten; oder einem plötzlich leichten Schmerz im Ellenbogen, wenn es darum geht, einen weiteren wichtigen Ort im Körper zu finden, oder die Füße kribbeln als Ort der Kraft. So erhalten wir direkte Körperbotschaften.

Die innere Berührung wirkt, wie auch Berührungen im zwischenmenschlichen Kontakt. Wenn Sie sich vorstellen, Ihr Körperinneres in der Visualisierung mit Ihren Händen zu berühren, so ist das eine wirkliche

 Die Analytische Visualisierung

Berührung, auf die Körper häufig mit eindeutigen Signalen wie Ziehen, Kribbeln, Pochen und so weiter antworten.

In meiner Beratungspraxis nehmen fast alle Frauen, deren Gebärmutter entfernt wurde, in ihrem Schoß sehr deutlich wahr, dass die Energie der Gebärmutter noch vorhanden ist. Ein energetisches Bild mit den verschiedensten, sinnlich zu erspürenden Farben, Bewegungen und Atmosphären! Das empfinden die Frauen als wundervolles Erleben.

DIE ANALYTISCHE VISUALISIERUNG

EIGENVERANTWORTLICHKEIT IM KÖRPERGESCHEHEN

Die Methode Wildwuchs bietet im Anschluss an die Körpererkundung mit der Analytischen Visualisierung eine weiterführende Visualisierungstechnik für den Kontakt zum Körper an. Die Analytische Visualisierung entwickelte sich aus der Fragestellung, wie wir mit unserem Bewusstsein begreifen können, was der Körper in seiner Sprache ausdrücken will. Dabei wirkt diese Visualisierungstechnik als Fokus, der auf die komplexen Zusammenhänge zwischen Körper und Psyche gerichtet wird.

Die Bilder als Kommunikationsebene zwischen »Kopf und Körper« haben wir bereits kennen gelernt. Wie aber ist es möglich, die Körpersprache in ihrer Bedeutung zu entschlüsseln und begreifbar zu machen? Was haben die Körperbilder mit meinem Alltag, mit meinen Verhaltensweisen zu tun und mit den Lebensumständen, die ich zu regeln habe?

Normalerweise bleibt es unserem Bewusstsein verborgen, was der Körper – oftmals ohne erkennbare Vorzeichen – an Symptomen herausbildet. Die Analytische Visualisierung ermöglicht es, sich direkt und bewusst mit dem Körper über ursächliche Krankheitsthemen, veränderungsbedürftige Verhaltensweisen und Lebenseinstellungen unterdrückte Gefühle und körperliche Bedürfnisse zu unterhalten. Es werden Informationen gewonnen, die völlig neue Erkenntnisse beinhalten und die nicht durch Denken erschlossen werden können. Anders ausgedrückt geht es um die unmittelbare Verbindung zwischen den Gegebenheiten der Gartenlandschaft und dem alltäglichen Wirken der Hüterin der Landschaft.

Die Analytische Visualisierung ist das Vergrößerungsglas, das uns einen faszinierenden Einblick auf die sonst für unseren Verstand unsichtbaren Fäden zwischen Körper und Psyche gibt. Die Hüterin der Körperlandschaft kann damit ihre Eigenverantwortlichkeit deutlicher erkennen und begreifen. Dieses Begreifen ist die Grundlage für verändertes Handeln und heilungsförderliche Handlungen, die die Selbstheilungskraft aktivieren. Die Hüterin lernt neue Nährstoffe kennen, um Entfaltungs- und Wachstumsmöglichkeiten in der Landschaftssituation initiieren zu können.

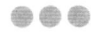 Die Analytische Visualisierung

In der Körpererkundungsreise wird nur an wenigen Stellen die Frage nach dem gestellt, was die Frau »machen« kann. In der Analytischen Visualisierung wird die Grundlage für das Machbare an heilungsförderlichen Handlungen erarbeitet. Dazu gehören die inneren Bilder, die direkt die körperliche Selbstheilungskraft fördern und so den Gesundungsprozess unterstützen und die sich die erkrankte Frau als heilsame innere Bilder regelmäßig vor Augen führen kann.

Die Technik für diese Visualisierung entstammt Quellen, wie dem Silva-Mind-Control, dem Psychodrama und der Simonton-Methode, die ich für meinen eigenen Heilungsprozess kennen gelernt habe.

Die Analytische Visualisierung kann im Gegensatz zur Körpererkundungsreise nur im Kontakt mit einer Begleitung durchgeführt werden. Warum ist das so? Im Verlauf eines Selbstheilungsprozesses gibt es viele Schritte, die eine erkrankte Person allein umsetzen kann, und es gibt Erfahrungsbereiche, für die eine fachliche Begleitung notwendig ist, die den Kontakt zu Körper und Krankheit unterstützt und bestärkt.

Selbstheilungsarbeit bedeutet nicht, alles alleine zu machen, sondern wirksame Selbsthilfemöglichkeiten zur Förderung des Heilungsprozesses zu finden. Während der Arbeit tauchen oft Phänomene wie »Gespenster« auf, die eine begleitende und beratende Person erfordern, um ihnen ins Auge zu schauen. Ich kann im Rahmen dieses Buches nicht detailliert die therapeutischen Aspekte der Beratung aufzeigen, sondern beschränke mich darauf, Ihnen von den Phänomenen zu berichten.

Die häufigsten Phänomene sind Angst, Verwirrung, Traurigkeit, Wut und Widerstand. Das Phänomen Angst steht an erster Stelle, wenn sich die Frauen ihrer Erkrankung nähern und einen Kontakt beginnen. Die Quellen für die mit der Erkrankung verbundenen Ängste sind vielfältig.

Ängste, die im Zusammenhang mit:
- dem Trauma sexueller Gewalterfahrung stehen,
- dem Versuch, ein Familientabu wie Sucht auszuhalten,
- Stress ertragen, um an Altem festhalten zu können,
- oder Kriegserinnerungen leben zu müssen.

Angst ist das Transportmittel, um unerträgliches Erleben in den Bereich des Unbewussten zu befördern und aus dem Alltagsbewusstsein abzuspalten. Im Körperwissen sind diese traumatischen Erlebnisse aufbewahrt. Nähert sich die Frau dem Beschwerde-Ort, wird auch die Angst aktiviert. Die frühere Abspaltung war lebenswichtig, um mit dem Verletzenden, dem Quälenden und Erniedrigenden weiterleben zu können. Entsprechend angstbesetzt ist die Integrationsarbeit mit diesen dunklen Erfahrungen. Andererseits wurde es als zu gefährlich wahrgenommen, die lebendigen Freiheitsbestrebungen, die Stärke und Potenz der wilden Gefühle und ungezähmten Gelüste des Körpers – kurz: alles, was an kreativem Potenzial in einem Mädchen und einer Frau steckt – auszuleben.

Eine weitere Angst ist die Angst vor der Krankheit: das Kranke wirklich anzuschauen, als wahr anzuerkennen und sich der Realität einer Erkrankung zu stellen. Es macht Angst zu wissen, dass einschneidende Behandlungen wie Operationen notwendig sein können, dass eine Krankheit kein Ende finden, chronisch werden könnte und dass der Tod die Folge sein könnte.

Nicht ausgedrückt und ungelebt führen diese Ängste ein vom Bewusstsein abgespaltenes Schattendasein und können zu psychischen und physischen Spannungen und Blockaden führen. Mit der Eigenverantwortlichkeit werden diese Ängste wissentlich wahrgenommen und wird ihnen ein Platz im Gefühlsleben eingeräumt, an dem sie sein dürfen. Damit wird die Lebensenergie freigesetzt, die bislang für die Unterdrückung der Ängste und schlimmen Erinnerungen benötigt wurde und darin gebunden war.

Die Phänomene Traurigkeit und Wut sind Gefühle, die den meisten Menschen zu Beginn unsympathisch sind. Sie sind Gefühle der Trauer. Da in den Körperbeschwerden oftmals alte nicht gelebte Trauer steckt, werden die Frauen bei der Annäherung an die Erkrankung mit diesen unangenehmen, oft auch bedrohlich empfundenen Gefühlen konfrontiert. Die Traurigkeit und/oder Wut erinnert an den unangenehmen Schmerz, der unter diesen Empfindungen liegt. Bedrohlich wirken alte Verbote oder frühere Überlebensstrategien, die davor warnen oder gar untersagen, wütend oder traurig zu sein.

Eine andere Trauer kann sich darüber einstellen, dass die Erkrankung überhaupt existiert, dass der Körper nicht mehr richtig funktioniert und stattdessen Schmerz und Defizite produziert. Daraus entsteht Wut über die Ohnmacht, Wut auf den Schmerz, Wut auf den Körper. Wut ist ein heißes

Gefühl, ein Ausdruck von hoch energetischer Kraft. Dieser unberechenbaren Kraft nahe zu kommen, sie kennenzulernen und auszuleben, erfordert Mut.

Das Phänomen der Verwirrung tritt ein, wenn an alten Lebensvorstellungen und Verhaltensgewohnheiten gerüttelt wird und der Prozess der Auflösung beginnt, die alten Muster ins Rutschen geraten.

Verwirrung bedeutet immer einen Verlust an Kontrolle über das Leben. Die gewohnten, eingespielten Sicht- und Verhaltensweisen halten das Leben nicht mehr in vertrauter Weise zusammen. Solche Umbruchphasen, in denen Altes nicht mehr festhält und trägt, das Neue aber noch nicht sichtbar und greifbar erscheint, ist für Menschen in unserer Kultur nur schwer auszuhalten.

Als normale menschliche Reaktion auf die Phänomene Angst, Wut, Traurigkeit und Verwirrung entsteht Widerstand. Das Nicht-Bemerken, Leugnen, Ignorieren und Verdrängen sind Versuche, mit den Phänomenen fertig zu werden. Die Selbstheilungsarbeit fordert aber gerade das Anschauen und Merken, das Hinterfragen und das Sich-Lösen von Umklammerungen und einzwängenden Gewohnheitsmustern, die den Körper und die Seele belasten. Selbstheilungsprozesse sind das Bemühen, Entwicklungsbestrebungen und Wachstumslust freizulegen. Sie können deshalb nur bedingt allein umgesetzt werden.

Wenn Sie allein arbeiten, werden Ihre Vermeidungsstrategien wirksam zu verhindern wissen, dass Sie sich der unangenehmen und bedrohlichen Phänomene bewusst annehmen. Die fachliche Begleitung stabilisiert Sie in der Körpererkundung und leitet den Dialog mit dem Körper in der Analytischen Visualisierung.

Als Begleiterin in der Methode Wildwuchs ist meine Haltung während der Selbstheilungsarbeit, immer bis an die Grenze der entstehenden Widerstände und dann noch einen Millimeter darüber hinauszugehen, um die dahinter liegenden Kräfte aufzuspüren.

   Eine Frau, in deren Becken ein gutartiger Tumor diagnostiziert worden war, erlebt in der Analytischen Visualisierung: »Nach einer kurzen Entspannung des Körpers soll ich mich wieder auf den Weg zum Ort der Krankheit machen. Ich sehe erst nur Nebel. Als ich die Hände ausstrecke und taste, wird es besser, aber ich scheine in einem endlosen Gang zu laufen, spüre Panik. Schließlich kommen Stufen in Sicht und dann eine weiße Blase – der Eierstock. Im Eierstock sind auf Regalen gelbe Ballen gelagert, Gänge führen rundherum, und es gibt eine weiße Hintertür mit einem Sichtfenster darin. Als ich aus dieser Tür trete, komme ich in einen Gang, dessen Wände mit Blasen bedeckt sind, die mit einer Flüssigkeit gefüllt zu sein scheinen. Der Gang ist dunkelblau und mir wird beim Durchschreiten und Befühlen übel. Ich ekle mich.

Dann komme ich in eine Art Höhle, in der ein Klumpen liegt. Der Klumpen erscheint mir riesig zu sein, sehr wütend und feindselig. Ich erwarte geradezu, dass er gleich anfangen wird, mich anzubrüllen und zu beschimpfen. Ich habe große Angst, will eigentlich gleich wieder wegrennen. Nach dem Vorschlag meiner Beraterin stelle ich mir einen vergrößerten Abstand zu dem Klumpen vor. Ich klettere eine Steigeisenleiter an der Wand empor, um oberhalb dieses wütenden Klumpens zu sein.

Die Beraterin leitet mich an, dem Körpergebilde meine Stimme zu leihen. Sie fragt das Gebilde, ob es stimmt, dass es traurig und verwundet sei. Das Gebilde bestätigt dies, sagt aber, es wisse nicht, warum dies so sei. Es sei sehr wütend darüber, dass es schon seit langer Zeit gefesselt sei. Auf die Frage, warum es immer größer und größer werde, kommt die Antwort: Weil sich die Schnüre immer fester drum herumwickeln, drücke es dagegen, werde innen hohl. Gleichzeitig gibt es zu, die Schnüre seien vielleicht auch ein Schutz. Frage: Was braucht es zu seiner Heilung? Antwort: dass die Schnüre abgewickelt werden und dass es dann kleiner werden und heilen könne und wieder eine rosa Farbe annehmen kann. Auf die Frage, wie das geschehen kann, kommt keine Antwort.

Diese Visualisierung schließt ab mit dem Weg zurück durch die Gänge, aus dem Körper heraus … Ich soll noch einmal den Weg vor mir sehen und schauen, ob man eine Heilung sehen kann und wie ich danach aussehe: Der Klumpen sieht nach der Heilung in meiner Vorstellung kleiner aus, die Schnüre sind abgewickelt, die Farbe wird rosa. Wie sehe ich selbst danach aus? Befreit, optimistischer, lebenslustiger, spontaner, handlungsfreudiger.«

ANALYTISCHE VISUALISIERUNG ALS SELBSTHEILUNGSBEGLEITUNG

Die Analytische Visualisierung ist eine weiterführende Wegstation in der Methode Wildwuchs, die mehrere Funktionen im Selbstheilungsprozess hat:

- sie dient dem Kontakt und der Informationssammlung zum Körpergeschehen der Erkrankung;
- sie leitet einen Dialog mit dem Körper an, in dem nach Antworten für die körperlichen Bedürfnisse und Wünsche gefragt wird;
- sie regt die Entstehung von »heilungsfördernden Bildern« an.

Da Sie diesen Schritt nicht alleine praktizieren können, werde ich Ihnen die Vorgehensweise und Qualität dieser Visualisierungsarbeit am Bild der Körper-Gartenlandschaft veranschaulichen.

Stellen Sie sich vor, wie Sie als diese Hüterin vor der Gartenlandschaft stehen und an die Aufgabe denken, die nun vor Ihnen liegt: Sie haben vor einiger Zeit einen Rundgang durch den Garten gemacht, sich einige Bereiche genauer angesehen und haben vielleicht schon einige Ideen dazu, was einem Teil der Landschaft als Nahrung fehlt oder gut tun könnte. Dabei geht es um einen ganz besonderen Kontakt mit der Landschaft, nämlich um die genaue Untersuchung, welche Triebkräfte die Erkrankung aufrechterhalten und welche Einwirkungsmöglichkeiten Ihnen als Hüterin zur Verfügung stehen, um Ausgewogenheit in die Landschaft einzubringen.

Für diesen speziellen Dialog mit der Landschaft müssen Sie sich auf eine Stelle im Garten konzentrieren. Sie werden einen oder zwei Orte finden, die jetzt im Augenblick für diesen Dialog besonders geeignet sind. Durch die Konzentration Ihrer Wahrnehmung auf einen begrenzten Bereich erhöht sich die Chance, einen tieferen, umfassenderen Einblick in das Landschaftsgeschehen zu erhalten, so als würden Sie mit einem Vergrößerungsglas intensiv eine Stelle erkunden.

Bevor eine Frau ihren Landschaftsgarten betritt, leite ich eine Entspannungsübung an, die als innerliche Vorbereitung die Wahrnehmung von inneren Bildern sensibilisiert und eine innere Stabilität der ganzen Person bekräftigt. Dann schaut sich die Frau zunächst ihre gesamte Körperlandschaft von außen an. Manche Frauen merken an dieser Stelle, dass sie überhaupt nicht bereit sind, in diese Landschaft hineinzugehen, obwohl sie es beabsichtigt hatten! Ein Widerstand an dieser Stelle kann die Schutzfunktion haben, heute nicht weiter in das Körperleben hineinzugehen, sondern dies als Grenze zu beachten (s. Kapitel Innere Körperreisen und Visualisierungen).

Die Frauen, die gerne oder problemlos in ihre Gartenlandschaft hineingehen möchten, fordere ich auf, mit ihren Fingerspitzen und durch ihre Hände zu spüren, ob die Körperlandschaft einen Eintritt zulassen kann und damit einverstanden ist. Manchmal signalisiert der Körper Widerstand und in der Visualisierungstechnik besteht dann die Möglichkeit, den Körper innerlich zu fragen, welche Bedingungen es für sein Einverständnis braucht.

In Methoden wie der Gestalttherapie oder im Psychodrama hat sich eine Technik bewährt, einem Gegenüber die eigene Stimme zu leihen, sodass Sie es selbst sind, die die Antworten formulieren. In der Visualisierung haben Sie damit einen Zugang zu Informationen, den Sie nicht durch Ihr Denken erreichen können. Sie wissen in der Visualisierung plötzlich etwas aus tieferliegenden Schichten des KörperWissens, das Sie nun auch formulieren können. Die Frauen erzählen meist nach dieser Visualisierungsarbeit, dass sie »irgendwie geahnt« hätten, welche Lebensproblematik und -thematik mit der Erkrankung zusammenhängen könnte. Das bedeutet, dass wichtige Informationen bereits als inneres Wissen vorhanden sind, die durch das Medium Visualisierung dem Bewusstsein geöffnet werden.

Wenn eine Frau ihre (Garten-)Grenze überschreitet, lässt sie sich von einem Ort in der Körperlandschaft anziehen. Sie vertraut auf ihr inneres Gespür, auf ihre Intuition, um den Ort zu finden, der am heutigen Tage Auskunft über das Krankheitsgeschehen geben kann und Hinweise für die notwendige Selbsthilfe bereithält.

Dieser Ort ist häufig nicht der Ort der Beschwerde. So kann es zu bedrohlich sein, direkt an den Ort des Symptoms zu gehen, oder ein anderer Körperbereich ist der eigentliche Ort, der die Herausbildung einer Körperbeschwerde bewirkt. Viele Schilddrüsen bei Überfunktion »erzählen«, dass sie nicht die zentrale Stelle des Krankheitsgeschehens sind, sondern das Herz!

Das Herz fühlt sich, besonders in Umbruchsituationen, konfrontiert mit alten Kindheitsschrecken und -ängsten und die Schilddrüse muss die

● ● ●   Die Analytische Visualisierung

Überlebenssicherung durch eine erhöhte Aktivität übernehmen. Sie arbeite wie in Alarmbereitschaft, um die Existenz zu sichern.

In der Einzelberatung unterstütze ich dieses Vertrauen der Frauen in ihre eigene Wahrnehmung und Intuition durch die Visualisierungstechnik, die das Auffinden des richtigen Ortes in der Körperlandschaft anleitet. Wenn die Frau den richtigen Ort gefunden hat, erfolgt die individuelle Annäherung. Sie spürt bei dieser Annäherung ständig mit allen ihren Sinnen, wie nahe sie diesem Bereich überhaupt kommen darf. Sensibel erspürt sie den Vorgang der Kontaktaufnahme mit ihren Händen, mit allen Antennen ihrer Körpersinne.

Im Bild der Körperlandschaft ist die erste Stufe der Kontaktaufnahme zu Körper und Krankheit, dass die Frau sich den heute wichtigen Ort anschaut.

Die zweite Stufe im Kontakt ist der direkte Dialog mit dem Organ. Manchmal schweigt der befragte Körperbereich zunächst beharrlich, versteckt sich und will nicht antworten.

Wenn dieser Bereich sich dann doch für ein Gespräch öffnet, kommt sehr oft die tiefe Resignation des Körpers darüber zutage, dass er in der Vergangenheit nicht angehört und sogar bedroht wurde, wenn er sich beschwerte.

In den meisten Fällen erzählt das Körperinnere aber gerne und bereitwillig von seinen Befindlichkeiten und Prozessen: Die Verwachsungen im Körper berichten, dass sie den Eierstock durch Hautneubildung schützen müssen; viele Gebärmütter beschweren sich, dass sie zu wenig Aufmerksamkeit und Beachtung von ihren Besitzerinnen erhalten; Zysten erinnern Frauen an die eigenen Schutzbedürfnisse und ein Herz schimpft über die Vernachlässigung seiner Liebes- und Kontaktbedürfnisse.

Ein Beispiel dafür ist die Visualisierungsarbeit einer Frau, die vor zehn Jahren an Krebs erkrankt war und eine Brust verloren hatte. Sie kam in die Beratung, da in der verbliebenen Brust ein Knoten ertastet worden war, ihre Frauenärztin aus Zeitgründen aber noch keine Sonographie durchgeführt hatte. Zum Zeitpunkt der Beratung war somit unklar, welche Art von Gebilde sich in der Brust entwickelt hatte.

● ● ●   In der Visualisierung nähert sich die Frau mit ihrer Vorstellung nun dem Körper, der Brust, dann dem Inneren der Brust. Langsam und vorsichtig bewegt sie sich auf den Knoten zu. Sie spürt, wie der Widerstand stärker wird und sich beim Näherkommen ein dickes, undurchsichtiges Energieband um den Knoten herum aufbaut. Sie kann sich nicht ganz nähern, denn die unsichtbare Energiewand bildet einen undurchdringlichen Kreis um den Knoten. Aber sie kann den Knoten sehen: ein milchig-weißliches, hüllenartiges Gebilde. Und sie kann in den Knoten hineinsehen. Ein Embryo, zartrosa, mit Reißzähnen wie bei einem Vampir liegt darin! Der Embryo schläft – noch!

Es ist still, keine Bewegung im Raum, keine Geräusche. Sie ist ratlos, weiß nicht weiter. Doch während sie nun länger und genauer hinsieht, entdeckt sie ein schlauchähnliches Gebilde, wie eine Nabelschnur, die von dem Knoten zum Herz hinführt. Sie folgt mit ihrer Aufmerksamkeit diesem Schlauch ... ja, er ist wie eine dünne durchsichtige Nabelschnur, die geht bis zum Herz, ist mit dem Herz verbunden. Sie betrachtet das Herz. Es ist voll da, rotstrahlend und präsent pumpt es kräftig, laut hörbar in einer Atmosphäre voll Aktivität und Kraft.

Sie fragt das Herz, ob sie mit ihm sprechen kann und ob das Herz mit ihr sprechen mag. Ja. Das Herz erzählt dann auf ihre Nachfrage, dass es selbst an der Existenz des Knotens mitwirkt. Es trägt als Herz dazu bei, dass das Gebilde genährt wird. Wut beginnt in ihr aufzusteigen: »Wieso tust du das, wieso jagst du mir solche Todesangst vor einer neuen Krebserkrankung ein?«

»Du hast schon so viele Hinweise bekommen«, antwortet das Herz »so oft hast du schon daran gedacht, dich um deine Herzensangelegenheiten zu kümmern. Du lebst meine Bedürfnisse nach einem lustvollen Leben, einem Leben in Liebe nicht! Das Gebilde in deiner Brust ist eine Warnung, ein Hinweis, an dem du nicht vorbeikommst.«

Sie weiß, dass ihr Leben mit Arbeit gefüllt ist und mit Enttäuschung aus vergangenen Lieben. Trauer, Trotz und Abwehr gegen Liebe und Intimität; ein Überleben, das durch die Arbeit belebt ist. Sie ist sehr wütend auf ihr Herz, will seine Beschwerde nicht akzeptieren und sie ist empört über den Druck und die Angst, die das Gebilde in der Brust in ihr hervorruft. Sie fragt das Herz zähneknirschend: »Kannst du beeinflussen, dass der Knoten sich zurückbildet?«

»Ja«, antwortet das Herz.

»Zeige es mir«, fordert sie misstrauisch. Sie kann zusehen, wie das Herz das Gebilde mit dem Embryo darin in sich hineinzieht, es in sich aufnimmt; und in dem Herz angelangt, verwandelt sich der Vampir-Embryo in ein freundliches, zufriedenes Baby.

Sie staunt, ist aber immer noch zornig über die Angst und den Druck, dem sie sich ausgesetzt fühlt: »Ich bin wütend.« Sie und ihr Herz stehen sich in einer Konfrontation gegenüber. »Was muss ich tun?«, fragt sie voll Zorn.

Das Herz zählt ihr als Antwort seine Bedürfnisse auf: 1. Dinge tun, die sie/das Herz erfreuen und amüsieren; 2. lieben, 3. sich bewegen. Immer noch voll Widerstand verspricht sie, diese für sie wie harte Bedingungen wirkenden Bedürfnisse des Herzens wenigstens zu bedenken. Wütend verabschiedet sie sich von dem Herz und geht.

Die weitere Untersuchung der Brust ergab, dass sich eine mit Flüssigkeit gefüllte Zyste gebildet hatte. Die Frau änderte ihr Leben, indem sie sich neue Lebensbereiche eröffnete, wie ihr das Herz »befohlen« hatte. Das Tanzen wurde ihre neue Leidenschaft, in ihrem Arbeitsbereich gab sie Kunst und Kreativität Raum, und sie begann, sich ausführlich um ihre Liebesangelegenheiten zu kümmern.

In der dritten Stufe des Kontakts gehen die Frauen noch näher an und in die Körpergebilde und -bereiche, berühren sie in ihrer Vorstellung mit ihren Händen, vorsichtig auf Grenzen achtend. Frauen berichten manchmal in einer völlig neutralen Stimmung von den schlimmen Bildern, die sie im Körperinneren dann wahrnehmen können.

Der Abstand zu diesen Bildern, eingehalten aus Schutz oder Angst, erzeugt gefühlsmäßige Neutralität.

Eine 30-jährige Frau hatte seit ihrer Pubertät akneähnliche Pickel am Kinn. In der Analytischen Visualisierung schlüpfte sie durch die Haut, die am Kinn symbolisch Bergkristalle zum Schutz aufgebaut hatte. Dahinter sah sie eine Folterkammer. Sie konnte von Weitem betrachten, was in dieser Folterkammer passierte, und brauchte sich nicht gefühlsmäßig dem Grauen zu nähern. Dieses Bild war als Information völlig ausreichend. Sie fühlte ihre Vermutung bestätigt, in der Kindheit sexueller Gewalt ausgesetzt gewesen zu sein und begab sich in Therapie.

Wenn die Frauen sich in den inneren Bildern den problematischen Körperlandschaftsstellen nähern, werden Gefühle von Isolation, Trauer, Distanziertheit, Aggression, Todesangst, Unsicherheiten, Enge, Bedrohung,

Analytische Visualisierung als Selbstheilungsbegleitung

Auflösung, Hoffnungslosigkeit und Resignation spürbar. Je näher die Frau einem Beschwerdebereich oder -organ kommt, umso deutlicher werden auch die Gefühle wahrgenommen, die in diesen Bereich eingewoben sind. Durch die Berührung der bildhaften Körperrealitäten wird die Frau für sich selbst berührbar. Indem sie sich den kranken, abgelehnten, bedrohlichen und schamerfüllten Teilen in ihrem Körperinneren zuwendet, öffnet sie sich ihnen gegenüber.

Eine Frau mit diagnostizierten Krebszellen an einem Eierstock kam in der Analytischen Visualisierung diesem Eierstock näher.

Das innere Bild von diesem Eierstock war das eines weiß-gelblichen, ausgebuchteten Ballens, der ein rotes Hütchen wie eine Warnleuchte trug. Diese Warnleuchte blinkte ununterbrochen. Je näher sie sich auf den Eierstock zubewegte, umso intensiver entstand eine Atmosphäre der Einsamkeit. Der Eierstock schwebte in einem dunklen, kalten Raum, wie in einem All und mit seinem Warnlicht signalisierte er seine Suche nach Hilfe und Kontakt. Aber da war nichts und niemand, und diese klirrende kalte Einsamkeit erlebte nicht nur die Frau, sondern dieses Gefühl war auch für mich als Begleiterin in der Atmosphäre spürbar.

Die Annäherung ist der Beginn, die abgespalteten und verdrängten Erlebnisse und innerlichen Nöte wieder ins Bewusstsein kommen zu lassen. Erst für kurze Augenblicke, aber der neue Kontakt ist bereits die Voraussetzung für eine spätere umfassendere Annahme im Lebensalltag.

In der vierten Kontaktstufe kann sich eine Frau in Körperbereiche hineinversetzen, ähnlich einer Schauspielerin, die in eine Rolle hineinschlüpft. So können die Frauen direkt als Körperteil die Gefühle, Nöte und Bedürfnisse des Körperorgans oder -bereiches spüren. Den Ärger des Herzens, die ständige Anspannung und Überforderung von Schleimhäuten oder die Trauer, die in einem Körpergebilde seit vielen Jahren aufgehoben wird.

Die Körperteile können auch detailliertere, biologisch korrekte Informationen über Krankheitsprozesse geben: So berichtete die Schilddrüse einer Frau, dass sie von etwas angegriffen wird, das mit dem Blut kommt, ohne dass dieses Etwas begrifflich benannt werden konnte.

Interessant ist dieses Bild angesichts der Erkenntnis medizinischer Forschung, dass es sich bei Schilddrüsenüberfunktion um eine Autoimmunerkrankung handeln kann, bei der Antikörper gebildet werden, die das

●●● Die Analytische Visualisierung

körpereigene Gewebe angreifen. Die Körperorgane von Frauen können sogar bei bevorstehenden Operationen zu ihrer Meinung befragt werden. Es erscheint Ihnen vielleicht unvorstellbar und etwas verrückt, aber diese Befragung ist nur in unserer heutigen Kultur ungewohnt. Die einzelnen Körperorgane von sich erzählen zu lassen, um Hinweise für gesundheitsförderliche Schritte zu erhalten, ist eine alte Methode, das Körperinnere zu erkunden und kennen zu lernen.

In der letzten Phase der Analytischen Visualisierung erzählt der Körper, was der erkrankten Stelle fehlt und was sie braucht. Es erstaunt mich auch heute noch nach den langen Jahren Erfahrungen in der Selbstheilungsberatung, dass die vielen verschiedenen Körperlandschaften ähnliche Grundbedürfnisse äußern: Beachtung und liebevolle Zuwendung stehen dabei an erster Stelle, gefolgt von Wärme.

Die Organe erzählen über das Lebens-Notwendige und es ist die Verantwortung der Frau, dieses Körperwissen ernst zu nehmen und darauf zu antworten, indem sie Stellung bezieht, Abmachungen trifft und Frieden schließt. Das ist Eigenverantwortung und Heilsamkeit.

Ein Handlungsschritt kann die Visualisierung von heilsamen inneren Bildern sein. Im vergleichenden Bild der Körperlandschaft ist das der Abschluss des bewussten Kontaktes zwischen der Landschaft und ihrer Hüterin. Die Frau kann eine innere Vorstellung entstehen lassen und wie in einem Film beobachten, welche körperlichen Abläufe in einer heilsamen Entwicklung enthalten sind und passieren können. Diese Bilder sind Teil der heilsamen Visualisierung.

Ein Beispiel dafür aus der Praxis ist eine Frau, die im Kontakt zu ihrem Körper ein rheumatisches Gelenk genauer anschaute und untersuchte. Sie hat die folgenden inneren Bilder in ihrer Vorstellung als eigene Sichtweise eines heilsamen Prozesses in ihrem Körper entwickelt, aus denen ich anschließend eine Visualisierungsanleitung für sie formuliert habe:

●●● »Nun kannst du wieder hineinschauen in das Körperinnere ... Du siehst deine Knochen, die Umgebung deiner Knochen ... Dann stell dir vor, du tust einen Schritt und gehst in das Bild hinein. Du richtest deine Aufmerksamkeit auf deinen Knochen; du gehst zu dem Knochen hin ... und wenn du vor dem Knochen angelangt bist, dann schaust du dir diese Stelle wieder genau an ... du nimmst diese Stelle wieder mit allen deinen Sinnen wahr: Du kannst sehen, riechen, hören, die Atmosphäre merken ... mit deinen Händen fühlen ... ganz sanft ... Lege jetzt deine Hände an den Knochen und seine Umgebung und dann wirst du den heilsamen Prozess beobachten können: Die Umgebung der Knochen schwillt ab, wird dünner, so als würde Luft abgelassen. Eine geleeartige Flüssigkeit fließt um den Knochen herum und der Knochen wird von allen Seiten mit dieser Flüssigkeit abgepolstert. Ganz sanft und warm umströmt diese Flüssigkeit die Knochen und die Bänder ... wie ein schützender Puffer. Und die Knochen scheinen in dieser geleeartigen Flüssigkeit zu schwimmen ... Genieße diesen Wandel.«

Aus den Forschungen des Psychologen Larry Leshan über die Zusammenhänge zwischen Krebs und Psyche ist bekannt, wie wichtig für die Stärkung von Selbstheilungskraft die Entwicklung einer freudvollen Vision für die Zukunft ist. In seinem empfehlenswerten Buch *Diagnose Krebs, Krise und Wendepunkt* belegt er mit Beispielen aus seiner Praxis, dass Menschen eine Perspektive innerlich entwickeln müssen, für die es sich lohnt zu leben, für die es sich lohnt, innerlich JA zum Leben zu sagen. Solche zukunftsweisenden Vorstellungen wirken kräftigend und sind Bestandteil der gesundheitsförderlichen Selbsthilfeschritte.

In dem obigen Beispiel entwickelte die Frau folgendes Bild von sich: »Es ist eine Frau, die sich ganz leicht bewegt, mit weichen, durchlässigen Konturen. Sie streicht sich mit ihren Händen über den Kopf ... Es ist eine schützende Geste und eine erotische zugleich. Eine erotische Frau, die zu ihrer Erotik steht und sich damit zeigt.«

Mit den heilsamen inneren Bildern und Visionen endet die Analytische Visualisierung. Resultat dieses Kontaktes zur Körperlandschaft ist in der Regel ein erweitertes Verständnis für das Zusammenwirken von Körper und Psyche.

Die Eigenverantwortlichkeit darin zu entdecken beinhaltet, im Dialog mit dem Körperinneren Hinweise und Anregungen zu bekommen, die für eine gesundheitsförderliche Alltagsgestaltung notwendig sind. Völlig neue Ideen entspringen dieser Visualisierungserfahrung, sodass die Frauen meist erstaunt realisieren, wie weise ihr Körper und wie groß und umfassend ihr eigenes inneres Wissen ist. Eigenverantwortung wird nicht als Schuldzuweisung erlebt, auch wenn sich die Organe beschweren. Vielmehr wird in der Visualisierung verantwortliches Handeln attraktiv. Es ist einfach faszinierend, vom eigenen Körper zu erfahren, welche Bedürfnisse er hat und was ihm fehlt, und welche Zukunft er für sein Körperleben in Form von inneren Bildern kreieren kann.

DIE ORGANAUFSTELLUNG

Abschließend möchte ich Ihnen noch eine weitere Möglichkeit von Selbstheilungstherapie für die Arbeit mit Gruppen vorstellen. Diese Methodik nenne ich Organaufstellung und ist eine Variation der Analytischen Visualisierung.

Die Vorgehensweise besteht darin, dass mehrere Gruppenteilnehmerinnen bei der Erkundung eines speziellen Körperbereichs oder -organs mit einbezogen sind, um die Dynamik und Thematik von Körperzuständen bewusst, deutlich und nachvollziehbar zu machen. Bei der Organaufstellung werden Schlüssel-Bilder aus einer Körpererkundungs-Visualisierung von der betroffenen Frau aufgestellt, sodass das Köperinnere als Skulptur im Außen nachgebildet wird.

Eine an Endometriose erkrankte Frau beispielsweise arrangiert eine Skulptur, in der drei Frauen ihre Gebärmutter darstellen, zwei weitere Frauen Eileiter und Eierstock und noch zwei andere Frauen einen Endometrioseherd mit Verwachsungen.

Die Methode funktioniert ähnlich wie im Psychodrama oder bei systemischen Familienaufstellungen:

Die Organ-Frauen werden stellvertretend für die Organe in die Dynamik des Körpergeschehens hineingestellt, können dieses nachempfinden und ausdrücken. Die inneren Körperverhältnisse sind auf diese Weise im Außen reproduzierbar und die erkrankte Frau hat damit die Möglichkeit, die Körperskulptur zu erkunden. Sie kann die Organ-Frauen befragen, sie kann sich selbst für eine Weile an die Position des Endometriose-Herdes stellen und die dortigen Qualitäten empfinden. Sie kann verschiedene Lösungswege probieren, sie sich vorspielen lassen und Rückmeldung von den »Organ-Frauen« bekommen.

SELBSTHEILUNGSARBEIT IST DAS ERLEBEN VON TRAUERPROZESSEN

Ohne das Erleben und Durchstehen von Trauerprozessen ist keine Aktivierung der körpereigenen Selbstheilungskraft möglich. Trauer, oder präziser gesagt das Trauern, ist das Erleben und der Verarbeitungsprozess von Fehlendem und Verlust. Trauer wird hier nicht nur als eine Reaktionsweise auf den Tod eines Menschen verstanden, sondern die vielfältigen Verluste als »kleine Tode« im Leben sind Anlass und Auslöser von Trauerprozessen. Das Verarbeiten von Verlusterlebnissen, das Trauern, geschieht in einem Prozess, der verschiedene unterscheidbare Phasen beinhaltet.

Die Psychologin Verena Kast und andere Experten aus der Sterbe- und Trauerbegleitung haben die Emotionen und Strukturen von Trauerprozessen erforscht und so die Verschiedenartigkeit von Trauerphasen festgestellt. Gefühle der Trauer sind nicht nur beschränkt auf das Erleben von Traurigkeit. Trauergefühle können sich als Wut, Groll, Schuldgefühle, Einsamkeit und Verzweiflung ausdrücken. Die einzelnen Trauerphasen geschehen nicht in einer schematischen Abfolge, sondern sie entwickeln sich zyklisch. Die Phasen wechseln, können sich wiederholen, neu entstehen und sich dann wieder wandeln. Ve-rena Kast unterscheidet diese Qualitäten in:

- die Phase des Nicht-wahrhaben-Wollens,
- die Phase der aufbrechenden Emotionen,
- die Phase des Suchens, Findens und Sich-Trennens,
- die Phase des neuen Selbst- und Weltbezugs.

Krankheit ist eine Dimension, in der der Körper an diesem Trauergeschehen beteiligt ist, und die körperlichen Prozesse sind in vielfältiger Weise mit Trauerprozessen verwoben. In diesem Kapitel möchte ich die Verbundenheit von Trauerprozessen und dem Krankheitsgeschehen aufzeigen. Das bedeutet nicht, dass Trauerprozesse automatisch eine Erkrankung zur Folge haben. Im Verlauf der Selbstheilungsberatungen habe ich vielmehr die vielfältigen Zusammenhänge zwischen Trauer und Krankheit beobachten können. Auch die Weg-Stationen der Methode Wildwuchs verlaufen ähnlich den Phasen des Trauerns:

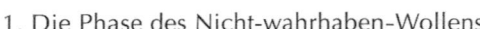

1. Die Phase des Nicht-wahrhaben-Wollens

In der ersten Phase eines Trauerprozesses wird der Verlust, der Tod nicht als real erlebt. Der Trauernde steht unter einem Schock. Das Ereignis wird von dem Verlassenen emotional nicht erlebt. Die Frauen, die in die Selbstheilungsberatung kommen, befinden sich meist am Ende dieser ersten Phase. In der Visualisierung *Körpererkundung* stellen sich die Frauen der Realität ihrer Erkrankung. Sie schauen sich an, was ihnen durch die Krankheit in ihrem Körper widerfahren ist. Das Nicht-wahrhaben-Wollen bestimmter Teilaspekte eines Krankheitsgeschehens kann signalisiert werden durch

- Einschlafen
- undeutliche Bilder
- schnelle, flüchtige Fortbewegung in der Körperwahrnehmung
- dem Abstand zu den Körperorganen

2. Die Phase der aufbrechenden Emotionen

Dieser Schritt im Trauerprozess wird eingeleitet mit der Analytischen Visualisierung. Die sinnliche Wahrnehmung aller Körperzustände und der Kontakt und Dialog mit den Körper- und Krankheitsgebilden ist die Belebung der gebundenen Erinnerungen und entsprechenden Gefühle. In dieser Visualisierung bricht das »Chaos« aus. Es werden Gefühlszustände entdeckt, die die Frauen lange vor sich und anderen versteckt haben: Zorn, Wut, Traurigkeit, Resignation, Symbiosewünsche, Verlustängste. Alle Gefühlsfacetten können im Körper durch die Annäherung an die Erkrankung mit Hilfe der Visualisierungen aufgespürt und wiederbelebt werden.

3. Die Phase des Suchens, Findens und Sich-Trennens

Diese Phase ist im Trauerprozess ein Kontakt und ein erneuter Abschied zum Verlorenen. In der Methode Wildwuchs findet sich diese Phase im Bereich der heilsamen Visualisierung wieder. Im Trauerprozess gehen Menschen auf die Suche nach der verlorenen Person, erinnern sich an die Gemeinsamkeiten, an die Gewohnheiten. Die Hinterbliebenen beleben in ihrer Fantasie noch einmal die Lebensqualitäten, die sie mit den Verstorbenen geteilt haben.

In der Visualisierungsarbeit wird innerhalb der Analytischen Visualisierung zunächst der erkrankte und problematische Körperbereich wieder erinnert. Die Frau stellt ihn sich genau vor, sinnlich in allen Qualitäten und lässt dann in ihrer bildlichen Vorstellung die Erkrankung gehen. Das ist der Prozess des Suchens, Findens und des Sich-Wieder-Trennens.

In den ersten Jahren der Wildwuchsberatung habe ich sehr stark Wert darauf gelegt, die Erkrankung anzunehmen. Niemand will Krankheit. Krankheit ist unangenehm und lästig bis tödlich. Diese gesellschaftliche Abwehrhaltung ist verständlich, aber für eine gesund-heitsförderliche Auseinandersetzung mit der Erkrankung muss dieser Körpersymptomatik zunächst einmal Zeit und Raum im Leben gegeben werden. Das ist der erste, zunächst richtige Grundsatz.

Erst in späteren Jahren und besonders durch die Fortbildung bei Jeanne Achterberg, verschob sich die Ausrichtung in den heilsamen Visualisierungen dahingehend, dass das Verschwinden der als krank bezeichneten Körperzustände genauestens erarbeitet wurde. Es war der Abschied von der Erkrankung selbst, der Abschied und das »Sich-Trennen« von dem Körpersymptom, der in der Visualisierung nun die größere Wichtigkeit erhielt.

4. Die Phase des neuen Selbst- und Weltbezugs

Der neue Selbst- und Weltbezug schließt den Trauerprozess ab, wenn die Trauernden einen neuen Lebenssinn mit neuen Lebenszielen für sich entwickeln. Das, was sie an Qualitäten geschätzt haben im Zusammenleben mit dem Verstorbenen, und das, was der Verstorbene in ihnen herausgeliebt hat, ist nun Bestandteil des eigenen Lebens und steht in einer neuen Art und Weise dem eigenen Selbst zur Verfügung.

Diesen neuen Welt- und Selbstbezug zu erschaffen, beschließt den Verlauf der Methode Wildwuchs: Als Abschluss der Analytischen Visualisierung entwickeln die Frauen ein Bild von sich als »heiler und gesunder Person«, und in der letzten inneren Reise, der Visualisierung zum *Ersten Lösungs- oder Heilungsschritt*, finden die Frauen neue Lebensqualitäten, die sie in ihren Lebensalltag als Selbsthilfeschritte einbringen können.

DIE PHASEN DER TRAUER IN DER METHODE WILDWUCHS

In den verschiedenen Visualisierungstechniken der Methode Wildwuchs wird immer wieder das Abschiednehmen in den Blick der Frau gerückt. Vor jedem Wechsel zu einem neuen Ort im Körper verabschiedet sich die Frau ausdrücklich von dem gegenwärtig betrachteten Körperorgan oder -bereich. Zum Ende jeder inneren Reise erfolgt vor dem Wechsel in das Alltagsbewusstsein ein Abschied von der Welt der Bilder. So verstärkt die Visualisierung den bewussten Umgang mit Abschieden. Die Art und Weise, wie diese inneren Abschiede vollzogen werden, kann Hinweise über das Verhältnis zu den Abschieden im Leben geben.

Die Zusammenhänge von Krankheit und Trauer sind in der Selbsthilfearbeit wichtig. Speziell für Frauen mit Frauenerkrankungen sind vier Aspekte beachtenswert, um gesundheitsförderliche Hinweise im Krankheitsgeschehen zu finden:

1. In der Krankheitssymptomatik hebt der Körper die Erinnerungen an Verluste und an das Fehlende auf.
2. Krankheit kann eine Antwort auf den Verlust von Altem in Umbruchszeiten sowie in Krisensituationen sein.
3. Die Erkrankung ist Auslöser für Trauerprozesse.
4. Krankheit ist Ausdruck von Körpertrauer.

Krankheitssymptomatik als Körper-Erinnerung

Frauenerkrankungen bewahren die Erinnerungen an die Tode im Leben, an die Verletzungen, Trennungen als Verluste in ihren Symptomen auf. Das zeigt das Beispiel einer Frau, die in ihrem gutartigen Tumor die Trauer über die lange Jahre zurückliegende Trennung von ihrer Lebenspartnerschaft wiedergefunden hatte. Sie konnte während und nach der Trennung den Verlust der Partnerschaft nicht verarbeiten, nicht den ganzen Trauerprozess durchlaufen, und so bewahrte ihr Körper diesen Traueranlass für sie auf.

In den Einzelberatungen taucht häufig das Phänomen auf, dass der Körper in seinen Symptomen die Erinnerung an sexuelle Gewalterlebnisse bewahrt: Knoten in der Brust, gutartige Gebilde im Schoß oder Erkrankungen der Haut. Diese Körpersymptome konservieren die Erinnerung an die Gewalterfahrungen. In der Körpererkundung erinnern Schilddrüsenerkrankungen oft an Erlebnisse von Gewalt aus der Kriegszeit oder indirekte Gewalterlebnisse, wie einen Suizid in der Familie. Weitere Beispiele für das Aufbewahren von Trauer in Körpersymptomen sind Frauen, die in ihren körperlichen Beschwerden die Gewalterfahrungen ihrer Ahninnen wiederholen, indem sie im gleichen Alter wie ihre Mütter Magengeschwüre oder Leberbeschwerden bekommen; oder sie sehen in den inneren Bildern, dass sie das Schwarze – die Trauer ihrer Mutter – aufbewahren.

In einer Familienaufstellung war die Bewahrung dieser Tradition sehr anschaulich bei einer Frau zu sehen, deren Schmerzen im Schoß an die Vergewaltigung der Oma durch russische Besatzer erinnerten.

Es scheint so, dass der Körper schlimme Erlebnisse in »Verwahrung« nimmt und so die Möglichkeit des Weiterlebens sichert. Gleichzeitig wird vom Körper auch die Trauer darüber aufgehoben. Das kann Trauer über den Verlust von Menschen oder über den Verlust von Vertrauen, von Lebensperspektiven und -träumen, von körperlicher Unversehrtheit und Gesundheit, von Selbstachtung und Würde, von Heimatgefühl und Verbundenheit mit Menschen und vieles mehr sein. Die erfahrene »Hölle« ist für die Betroffenen zunächst nicht zu verkraften gewesen. Diese Erlebnisse mussten aus dem Bewusstsein verdrängt und von ihm abgespalten werden.

Aus der therapeutischen Arbeit mit traumatisierten Frauen ist inzwischen bekannt, wie bedrohlich das Entdecken solcher existentieller Erlebnisse ist. Die Erinnerung und Verarbeitung dieser dunklen Zeiten kann nur schrittweise bewusst gemacht und durchlebt werden. Krankheit kann die Möglichkeit sein, durch Abspaltung des Traumas die psychische Balance aufrechtzuerhalten und das Weiterleben zu garantieren.

Krankheit als Antwort in Zeiten des Umbruchs

Entwicklungsschwellen und Bruchstellen in der Biographie sind Zeiten von Umbrüchen und Veränderungen im Leben, ob sie nun positiv, wie eine Heirat, oder eher negativ, wie der Arbeitsplatzverlust, empfunden werden. In diesen Wandlungsphasen, in denen die alte Lebensweise unwiderruflich zu sterben beginnt und das Neue sich noch nicht als neuer Lebensraum zeigt, kann der Körper mit den Krankheitssymptomen antworten und richtungsweisend sein.

Es sind Zeiten von unsortierten Lebensweisen, ein manchmal länger anhaltendes (emotionales) Chaos und ein Gemisch aus Noch-nicht-Beendetem und zaghaft aufblitzendem Neuen, Zeiten von Un-

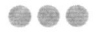 Selbstheilungsarbeit ist das Erleben von Trauerprozessen

sicherheit und Verunsicherung, die mit Angst einhergehen und Menschen in ihrer Wandlungskraft herausfordern. Erfahrungen aus umfangreichen psychosomatischen Forschungen belegen, dass solche Krisen körperliche Stressreaktionen zur Folge haben können.

In meiner Beratungspraxis habe ich beobachtet, dass das Auftreten von Endometriose in Zusammenhang mit einem krisenhaften Umbruch im Beziehungsleben steht. Die Erkrankung macht sich meist im Zeitraum von bis zu zwei Jahren nach einer Trennung von einem Partner oder einer anderen wichtigen Beziehung schmerzhaft bemerkbar.

Zysten stehen oftmals in Verbindung mit einer inneren Lebenskrise, die durch Abtreibungen oder durch Fehlgeburten hervorgerufen wird. Das Trauern über diesen Kindertod, zumal wenn er durch eine Abtreibung selbst entschieden wurde, ist für Frauen kaum möglich.

Bei allen bewusst getroffenen Entscheidungen gerät der Aspekt des Verlustes und damit die Berechtigung zu trauern oft nicht in den Blick. Partner, die die andere Person wegen einer neuen Liebe verlassen, gestehen sich schwerlich zu, dass sie auch einen Verlust erleben, der ein Anlass für Trauer ist. Und eine bewusste Entscheidung für eine Abtreibung verwehrt oftmals Frauen innerlich, Verlust und Trauer realisieren zu dürfen. Es ist der Verlust eines möglichen neuen Lebewesens, der Verlust einer möglichen Lebensweise als Mutter oder auch der Verlust eigener Moralvorstellungen. In unserer Kultur sind Abtreibungseingriffe so wenig akzeptiert, dass ein angemessenes Trauern meist nicht stattfindet.

Wenige Frauen, die sich die Freiheit nehmen, eine Abschieds- und Gedenkfeierlichkeit für ihr abgetriebenes Kind zu zelebrieren, was bedeutet, auch diesen Tod zu achten.

Ebenso bleibt der Verlust eines Kindes von Früh- und Fehlgeburten in einem gesellschaftlich unsichtbaren, nichtöffentlichen Raum. Entweder weil ES ja erst in der vierten oder fünften Woche war und damit der Tod des Kindes scheinbar nicht so wesentlich ist. Oder bei Fehlgeburten in fortgeschrittenen Schwangerschaftsmonaten ist das Nicht-Wahrhaben die normale, gesellschaftlich übliche Reaktion, so als wäre das Kind ja noch kein »richtiger« Mensch.

Für die betroffenen Frauen bedeutet dies, dass der Verlust des Kindes und somit der Verlust einer möglichen Zukunft als Mutter, der Verlust von einer Lebensweise mit Kindern, nicht sichtbar betrauert und nicht ausreichend verarbeitet werden kann. Der Körper reagiert darauf. Er schafft ein inneres Gleichgewicht durch die Erkrankung, bildet ein Symptom als Reaktion auf diese lebensfeindliche Umgangsweise mit Krisen.

Rückenbeschwerden sind ein weiteres typisches Frauenleiden, das oft eine körperliche Reaktion auf berufliche Unzumutbarkeiten darstellt und einen Wandel der bisherigen Selbstverständlichkeiten herausfordert.

●●● Hierzu erzählt eine Frau: »Ich war gerade 28 Jahre alt, als mich aufgrund einer Wirbelsäulenerkrankung eine Operation aus meinem Berufsleben gerissen hat. Ich war als Stadtfürsorgerin im Außendienst tätig, bis mein Körper streikte. Heute kann ich es so sehen: Mein Körper verweigerte mir den Dienst, stellte mich kalt, zwang mich zur Ruhe.« ●●●

Myome machen sich in den Zeiten bemerkbar, in denen die Frau sich den Fragen ihres Frauseins, den Fragen nach ihrer weiblichen Kreativität und Potenz zu stellen hat. Auch wenn Myome schon Jahre zuvor diagnostiziert worden waren, bekommen sie doch in Zeiten innerer Krisen und Lebenssinnfragen Gewicht.

Was macht mein Frausein aus und wie beantworte ich die Kinderfrage für mein Leben? Was ist meine weibliche Kreativität, meine Weiblichkeit, ohne Kinder zu gebären? Wie und was pflanze ich fort? Es sind Fragen, die den Abschied von alten Vorstellungen vom Frau-Sein und Mutter-Sein in sich bergen, und damit auch den Abschied von gewohnten Lebensweisen.

Frauen, deren Schilddrüse plötzliche Beschwerden zeigt, befinden sich nicht selten in Umbruchzeiten, in denen innerlich alte, existentielle Ängste aktiviert werden. In der äußeren Realität erscheinen diese Veränderungen nicht unbedingt gravierend oder dramatisch. Es sind mehr die innerlichen Ausrichtungen auf eine neue Lebensperspektive, die stillen, tiefen Verschiebungen. Innerlich herrscht dann die Angst vor Kontrollverlust über die körperliche und geistige Unversehrtheit. Erinnerungen an traumatische Situationen werden dabei angerührt, die Todesängste auslösen, und die Schilddrüse in ihrer Funktion der Existenzsicherung aktiviert.

Das kann beispielsweise der Fall sein, wenn es darum geht, sich als Frau an einem neuen Arbeitsplatz im männlich dominierten Kollegium auch mit Gefühlen zu zeigen; oder als Frau in der Öffentlichkeit in voller Kompetenz aufzutreten entgegen der Familientradition, »klein und bescheiden« zu leben; oder zur eigenen Bisexualität zu stehen, mit der Angst, den Ehemann zu verlieren.

Die Erkrankung als Auslöser für Trauerprozesse

Krank zu werden, besonders bei Erkrankungen mit massiven körperlichen und therapeutischen Konsequenzen, bedeutet schon für sich einen Trauerfall im Leben. Es ist der Verlust von gewohnter Gesundheit und Vitalität, von Autonomie und von Lebensplänen.

Auslöser für Trauerprozesse können verschiedene Aspekte von Krankheit sein: Dass der Körper nicht mehr gesund ist und nicht wie bisher weiter funktioniert. »Ich bin richtig wütend auf meinen Körper, dass er mir solche Schwierigkeiten bereitet«, formulierte es eine Frau im Vorgespräch.

Für Frauen, die grundlegend ein problematisches Verhältnis zu ihrem Körper haben, bedeutet das Nicht-Funktionieren des Körpers eine Kränkung ihres Selbstwertes. Ein Myom oder Zyklusstörungen beispielsweise bestätigen die Anfälligkeit von »Dem-da-unten« und verstärken die Tabuisierung der weiblichen Körperlichkeit unangenehm spürbar.

Treten größere Funktionsstörungen des Körpers auf, die beispielsweise die Erfüllung des Kinderwunsches verhindern, dann wird damit ein wichtiger Wert des Frauseins infrage gestellt und eine ganze Lebensperspektive bedroht.

In ähnlicher Richtung wirkt der Verlust von weiblichen Organen – als Einbuße von Selbstwert und demzufolge Selbstbewusstsein. Sehr offensichtlich wird dieser Umstand beim Verlust von sichtbarer Weiblichkeit, wenn die Frau ihre Brust verliert.

Weniger sichtbar aber tiefgreifend kann die Auswirkung bei dem Verlust von weiblichen Organen im Schoß sein. Der Verlust der Gebärmutter stellt das gesamte Frausein infrage, angefangen von dem Aspekt der Mutterschaft bis hin zu den sexuellen Empfindungsmöglichkeiten.

Der Verlust der Eierstöcke ruft nicht nur das Gespenst einer lebenslangen Abhängigkeit von künstlichen Hormonen hervor, sondern berührt auch die Frage nach weiblicher Identität. Ich selbst wurde mir wenige Jahre nach meiner Operation dieser Identitätsunsicherheit bewusst, als ich in einem Frauenseminar mit einem Mann konfrontiert wurde, der sich kurz zuvor einer Geschlechtsumwandlung zur Frau unterzogen hatte. Mir gingen die Gedanken durch den Kopf, dass dieser Mann lebenslang Hormone nehmen muss, um eine Frau zu sein, so wie ich eigentlich laut medizinischer Diagnose lebenslang Hormone nehmen müsste. Dieser »Mann« hatte keine Menstruation, und als er ein Gedicht vorlas, das die Sehnsucht danach beschrieb, stürzte ich in Tränen aufgelöst aus dem Raum. Ich hatte ja auch keine Menstruation, seitdem ich die Hormone abgesetzt hatte und wurde durch ihn/sie an den Verlust von diesem Teil Körpererleben erinnert. Was war ich denn? Eine Frau ... wie ein umoperierter Mann?

Ein anderer Aspekt von Krankheit ist für viele Frauen das traumatische Erlebnis einer Operation. Als Eingriff in den Körper ist eine Operation für die meisten von uns eine angstbesetzte und schmerzhafte Erfahrung. Eine Operation bedeutet immer den endgültigen Verlust von körperlicher Unversehrtheit. Für eine Frau mit sexuellen Gewalt-erfahrungen kann eine Operation auf der emotionalen Ebene als eine Wiederholung von Ohnmacht und Übergriff zu verkraften sein, obwohl der Eingriff mit ihrer Zustimmung erfolgte.

Krankheit als Störung, als Nicht-Funktionieren des Körpers, konfrontiert uns immer mit dem Verlust von Kontrolle in unserem Leben. Wir fürchten uns, wenn wir das Leben nicht mehr in der Hand haben, wenn wir nicht mehr bestimmen können, was und wie uns etwas passiert.

Krankheit erinnert an die Endlichkeit von Gesundheit, von gewohntem Alltag, von selbstverständlichem Aussehen, von Bewegungsfähigkeit und an die Endlichkeit des Lebens, fragt nach unserem Vertrauenkönnen in die Lebensprozesse.

Krankheit als Ausdruck von Körpertrauer

Als letzten Aspekt lassen Sie uns den Zusammenhang von Krankheit und Trauer ansehen, der mir sehr am Herzen liegt und noch wenig bekannt ist. Es ist die Trauer, die ich erst in den vielen Jahren Beratungsarbeit entdeckt habe: die Trauer des Körpers, die Trauer der Organe und Körperbereiche über ihr Verlassensein von der »Besitzerin«. Der Körper trauert über den Verlust der Präsenz der eigenen Körperlichkeit. Ich nenne diesen Zustand »Körperverlassenheit«. Diese Körperverlassenheit ist Ausdruck für die Verachtung für den Körper, den Hass auf den Körper, die Nicht-Be-Achtung, die fehlende Aufmerksamkeit und die Vernachlässigung.

Ein Phänomen, das sich in der Beratungspraxis bei sehr vielen Frauen zeigt. Vielleicht sind Frauen als gesellschaftliche Gruppe nicht wirklich in ihrem Körper, nicht darin zu Hause, bewohnen ihn nicht oder nur teilweise bewusst mit ihrer Aufmerksamkeit.

Die Körperorgane trauern über dieses Verlassensein, ein von der Besitzerin verlassenes Sein. Die Schilddrüse schimpft, dass sie völlig überbeansprucht wird durch ständige Überforderung, das Herz fühlt sich nicht gesehen, nicht beachtet und kalt. Die Brüste leben in dem Gefühl, nicht dazuzugehören, abgeschottet zu sein vom sonstigen Körperleben. Fast alle Gebärmütter beschweren sich über die Nicht-Beachtung, in der sie leben müssen. Die Lust der weiblichen Organe, ihr Spaß an Erotik und Ekstase darf nicht lebendig werden. Die Füße schimpfen über ihre Vernachlässigung.

Die Organe sagen, dass sie sich isoliert fühlen, nicht mit den anderen Organen oder dem gesamten Körper in einem Energiefluss sein können, sich mit dem Gesamtkörper unverbunden fühlen. Die Organe sind traurig, wütend, verhüllen sich in Schweigen, sind wie erstarrt, kalt, vertrocknet. Sie wünschen sich Licht, Nähe, Berührung, Wärme, freie Beweglichkeit und Aufmerksamkeit und Beachtung!

Diese Körperverlassenheit erscheint als Teil unserer Kultur. Insbesondere für Frauen ist diese Heimatlosigkeit im Körper das Resultat einer die weibliche Potenz reduzierenden, gesellschaftlichen Ideologie.

Selbstheilungsarbeit ist die Aktivierung des Trauerns. Es ist ein In-sich-hinein-Begeben in Trauerprozesse und ein freiwilliges Initiieren von Verlust und Tod alter Lebensweisen. Durch eine Selbstheilungsberatung werden zunächst die alten, nicht zu Ende geführten Trauerprozesse durch die Kontaktaufnahme zu der im Körper aufbewahrten Trauer belebt, so wie die Methode Wildwuchs es in ihren Visualisierungen anleitet.

Die Analytische Visualisierung intensiviert den Kontakt mit den Orten der Beschwerde und die Frau kommt in Berührung mit der im Körper aufbewahrten Trauer. Die Distanz zu dem erkrankten oder unliebsamen Organ wird in der Visualisierung tatsächlich verringert. Die Frau geht mit ihrer

Vorstellung in den Raum der Distanz und Abtrennung hinein. Die Wut, die Angst, die Scham, das Misstrauen und den Schmerz kann sie dann als Gefühle der Trauer neu spüren. Es sind zwar keine angenehmen Gefühle, aber dieses Gefühlsleben ist die Resonanz auf eine Tuchfühlung mit dem Körperorgan oder -bereich.

Kontaktlosigkeit und Abspaltung sind immer durch die Neutralität im Gefühlsleben erkennbar. Dagegen bedeutet das Erleben von Gefühlen, seien sie negativ oder positiv, Mitgefühl. Dieses Mitgefühl ist der Kontakt zum Körper. Trauern, als das Erleben von allen Gefühlen, die zu einer Trennung, einem Verlust und zu einem Tod gehören, ist die Kraft, die Verbindungen sichtbar werden lässt. Wenn eine Frau sich dem erkrankten Organ nähert, erzeugt das Trauern eine Gewissheit der Verbundenheit. Die Gefühle zeigen die Nähe, das Mitgefühl mit dem Abgelehnten an.

Im Trauern erspürt die Frau ihre Organe und Körperbereiche und wird an die Auslöser früherer Trauer wieder erinnert. In der gefühlsmäßigen Bewegtheit taucht plötzlich der Schmerz über einen Suizid in der Familie auf, der im Bewusstsein sorgfältig zur Seite geschoben war. Oder die Erinnerung an die Gewaltsituation aus der Kinderzeit ist plötzlich präsent und das Erleben des inneren Kindes wird lebendig. In diesem Erleben von Trauer wird die im Bewusstsein herrschende Abspaltung von traumatischen Erlebnissen aufgehoben und die Verbundenheit zwischen dem Erlebnis und der Gegenwart spürbar. Jetzt und heute kann die alte, festgehaltene Trauer erinnert und wieder gefühlt werden. Durch das gefühlte Erinnern werden die Fortsetzung und das Beenden von Trauerprozessen möglich.

Vielleicht ist es noch ein langer Weg, um die Körperbeschwerde innerlich akzeptieren zu können, ihre Existenzberechtigung anzuerkennen und einen Umgang damit zu entwickeln. Aber der erste Schritt in der Selbstheilungsarbeit ist das Neuentdecken und das Beleben der eingefrorenen Gefühle. Der Kontakt zu Körper und Krankheit, die innere Berührung durch das Trauern ist heilsam!

Das Trauern erlöst die Gespenster alter Verluste und Tode, und holt diese Erlebnisse in den Bereich des Lichtes, holt das Fehlende in das eigene Leben zurück. Genau hier wird deutlich, welche Lebenshaltungen, -gewohnheiten und -muster die frau entwickelt hat, um mit dem alten Schmerz im Alltag umgehen zu können. Es sind geistige Schonhaltungen, so wie ein verletzter Arm nur bis zu einem Punkt gebeugt und dann nach einiger Zeit geglaubt wird, dass das die körperlichen Bewegungsmöglichkeiten sind.

In der Annäherung an die körperlichen Beschwerden werden die alten Glaubensmuster aufgedeckt. Sie bilden das Fundament für den heutigen Alltag und strukturieren Verhaltensweisen und Alltagsgewohnheiten. In der Beratung kristallisiere ich mit den Frauen alte Glaubensmuster heraus, die während der Visualisierungsarbeit in den Informationen des Körpers aufscheinen und dann begreifbar werden.

Diese Glaubensmuster sind tief gegründete Einstellungen zum Leben, die den Entscheidungen und den Verhaltensweisen in der Lebensführung zugrunde liegen. Solche inneren Glaubenssätze sind in der Vergangenheit aus Kindheitserfahrungen, aus Enttäuschungen, Niederlagen, Traumata, Bestrafungen und Verboten entstanden. Sie enthalten Lebensängste und sind der Versuch, diese Schreckenserlebnisse mit absichernden Lebenseinstellungen zu beantworten. Sie bieten Schutz in tatsächlichen und vermuteten Schmerzsituationen. Sie sind ein Kontrollversuch über die Umgebung und waren früher sicherlich sinnvoll für die Anpassung an die Umwelt, manchmal sogar überlebensnotwendig. Wenn nun – um nochmals den Vergleich anzuführen – der eingeschränkt bewegte Arm spürt, dass mehr an Bewegungsspielraum möglich ist, zeigen sich die alten Glaubensmuster als überholte Handlungsmaxime.

Glaubenssätze gehören zum normalen Mensch-Sein. Anders ausgedrückt, besteht die gesamte Alltagsorganisation als Ausdruck dessen, was wir glauben, wie das Leben und wie wir als Menschen sind, welche Möglichkeiten und Chancen wir uns für die Zukunft vorstellen können. Mit Hilfe dieser tiefen Lebenseinstellungen bewerten wir das Leben. Sie bilden die Grundlage und den Rahmen für unsere Handlungen im Alltag.

In der Methode Wildwuchs kristallisieren sich die Glaubenssätze heraus, die bei der Ausformung von krankhaften Körperprozessen eine Rolle spielen. Es ist ein Hinabsteigen in das Geflecht krankheitsförderlicher Lebensmuster, ein Entdecken alter kontroll- und energiebeschneidender Lebenseinstellungen. Mit dieser Erkenntnis wird es möglich zu entscheiden, welche Muster ich weiter im Leben haben möchte.

Beispiele für Glaubenssätze, die Frauen im Verlauf der Selbstheilungs-Beratung als solche erkennen konnten:

- Wenn ich unvernünftig und lustbetont bin, kommt etwas von außen, was mich schockt und lähmt!
- Wenn ich meine Träume zulasse, schaffe ich meinen Alltag nicht!
- Realität bedeutet Anstrengung – da gibt es keine Lebensfreude!
- Kindsein und Erwachsensein gehen nicht zusammen!
- Erwachsensein ist lustlos und anstrengend!
- Ich kann nur gleichwertige Beziehungen haben, wenn ich auf meine Begabungen verzichte; guter Kontakt geht nur ohne das Zeigen meiner Begabung!
- Wenn ich mit meinen Fähigkeiten präsent bin, entsteht Distanz zu Anderen!
- Wenn ich zu meinen Fähigkeiten stehe, sie schütze, muss ich den Kontakt abbrechen!
- Ich muss total viel arbeiten, mich bemühen für ein Zuhause!
- Meine Bemühungen bringen nix!
- Ich bin nichts wert!
- Weinen ist Schwäche und schlecht!
- Wut ist gefährlich!
- Wenn ich mich verletzlich zeige, verletzen mich andere weiter!
- Wenn ich mich schwach zeige, entwerten mich andere!
- Ich bin nicht wichtig!
- Wenn ich mich an die erste Stelle setze, werde ich verlassen!
- Ich muss perfekt sein, sonst bin ich schlecht und minderwertig und werde bestraft!
- Ich kann nicht allein sein!
- Ich muss mich für meine Gefühle schämen!

In der Selbstheilungsberatung folgt der Selbstheilungsschritt des Verabschiedens von alten Glaubenssätzen. Entweder werden sie von Frauen weggeworfen oder vergraben oder mit einem Ritual symbolisch und tatsächlich aus ihrem Leben entfernt. Einige Glaubenssätze verschwinden, wenn sie verabschiedet worden sind. Andere tauchen immer wieder bei bestimmten Herausforderungen im Alltag auf.

Besonders in unsicheren Lebenssituationen erscheinen die alten Überlebensstrategien als gewohnte, sicherheitsversprechende und angstreduzierende Lebenshaltungen und Handlungsmöglichkeiten. Da sie nun bekannt sind, können (und müssen) diese Muster immer wieder bewusst verabschiedet werden, damit Raum für neue Erfahrungen geschaffen wird und sich neue Lebensqualitäten im Alltag entfalten können. Die Verabschiedung des alten Glaubensgerüstes schafft Platz für neuartige Sichtweisen und Einstellungen zum Leben und ist Teil eines Trauerprozesses. In dem entstehenden Freiraum ist Neues möglich.

In der Methode Wildwuchs untersuche ich mit den Frauen unter diesem Blickwinkel, welchen Wert die Erkrankung hat, ob und wie die Körperbeschwerde als Schonhaltung wertvolle Elemente ins Leben bringt. Die Frage ist also, welche Aspekte der Erkrankung werden als Mittel genutzt, um bestimmte Lebensqualitäten gefahrlos in den Alltag zu bringen. In den Beratungsgruppen wird danach gefragt, welchen Nutzen die Frauen von ihrer Krankheit haben, was sie dadurch vermeiden oder neu entwickeln konnten. Bei diesem Hinterfragen stellt sich meist heraus, welche immensen Vorteile die Erkrankung und das Kranksein haben.

Krankheit wird erlebt als:
- Wandlungsphase
- Weg zu mehr Nähe
- Ruhepause
- legitime Ausrede, wenn etwas nicht klappt
- Alternative zu Selbstmord
- Schutz vor aggressiven Angriffen, vor Sexualität, vor Körperlichkeit
- Entwicklungsphase für innere Qualitäten
- spirituelle Weiterentwicklung
- neue Ehrlichkeit im Umgang mit mir und meinen Gefühlen

Die Betroffenen bekommen durch ihre Erkrankungs-Situation:
- Interesse am eigenen Körper
- die Erlaubnis, Schwäche und Rückzug zulassen zu dürfen
- Liebe und Aufmerksamkeit von anderen, liebevolles Kümmern von anderen
- Zuwendung und Aufmerksamkeit für ihr eigenes Innenleben
- Muße, sich mit sich selbst zu beschäftigen
- Antworten und Wegweiser in der eigenen Körpersprache zu finden
- größere Eigenwahrnehmung und persönliche Weiterentwicklung, Selbstreflexion und Neuentdeckung
- Wandel und Wachstum

- Fähigkeit, Grenzen setzen zu können
- neue Kontakte und Informationen aus dem Heilwesen
- Anstöße für eine neue Berufstätigkeit

Diese Vorteile und Verhaftungen in den Krankheitszuständen zu sehen und als menschlich anzunehmen, liegt in der Eigenverantwortung. Dieses Erkennen wiederum ist ein Initiieren von Trauerprozessen. Es ist für die Frauen schmerzlich zu erkennen und zu spüren, wie eingeengt sie sich in ihren Lebensmöglichkeiten bewegt haben, wie sie das Gerüst der Glaubenssätze zurückgehalten und beschränkt hat, auch wenn dies früher einmal vernünftig und lebensnotwendig war. So viele Lebensqualitäten und Lebendigkeiten von Sinnlichkeit, Freude, Sexualität, Nähe, Kommunikation durften oft lange Jahre nicht sein! Es entsteht das Trauern über die versäumten Möglichkeiten von Leben.

Selbstheilungsarbeit setzt auch die Trauer über die normale Unterdrückung der lebendigen Triebe und Gelüste des Körpers und die ungelebten Möglichkeiten in der gewohnten, sicheren Lebensweise frei.

Zusammenfassend ist Selbstheilungsarbeit die Berührung und Belebung alter Trauer und ein Prozess der freiwilligen und bewuss-ten Verabschiedung von Altem: der Abschied von einer gewohnten Lebensweise mit vertrauten Glaubenssätzen und Lebensmustern, die zur Illusion geworden sind. Es ist auch ein Abschied von der alten Trauer, dem Festhalten an der Vergangenheit und von den Krankheits-vorteilen und der Erkrankung selbst. Es ist ein Abschied von unfruchtbaren Lebensidealen.

Selbstheilungsprozesse beginnen mit der Frage nach Leben und Tod: »Was soll in meinem Leben weiter Bestand haben, was soll sterben? Wovon wende ich mich ab auf meinem Lebensweg?«

Die Antworten auf solche Fragen ziehen gewollte Verluste nach sich, und dies ist ein Auslöser von Trauer. Wenn frau auf die Botschaft ihres Körpers hören möchte, nimmt sie das Risiko auf sich, etwas in ihrem Leben ändern zu müssen, ändern zu wollen. Und das ist das, was von uns Menschen größten Mut erfordert: Die Bereitschaft zu Veränderung bedeutet, einen Teil unserer vertrauten Identität zu opfern. Die transformatorische Kraft des Trauerns ist, selbst eine andere zu werden als die, die ich schon so lange kenne.

Selbstheilungsarbeit ist das Erleben von Trauerprozessen

Frauen, die in die Selbstheilungsberatung kommen, wissen in ihrem Inneren, dass sie durch diese Arbeit das Risiko einer Lebensveränderung eingehen, und das erfordert immer das Aufgeben, das Loslösen von Teilen der alten Identität. Deshalb trägt das Buch den Titel *Mut zur Selbstheilung*. Eigenverantwortung besteht darin, dieses Risiko einzugehen.

Damit sind wir bei der zentralen Frage der Selbstheilungsarbeit angelangt: wofür denn das Anschauen der Krankheitszustände gut ist? Wozu soll ich mich mit den alten Ereignissen und Traumata beschäftigen und die alten, eingefrorenen Gefühle wieder lebendig machen? Wozu ist es wichtig, einen Trauerprozess zu beenden und Frieden zu schließen mit dem Alten, mit dem Verlust. Wozu?

Selbstheilungsarbeit bringt Menschen an den Punkt, wo sie für sich sehen können, dass der Umgang mit Krankheit und dem Trauern letztlich eine Frage von Leben und Tod ist. Sie können in dem Alten verharren, in ihren Sichtweisen, Gewohnheiten und vertrauten Handlungs- und Überlebensmustern, starr und sicher – oder sich dem Leben mit seinem ständigen Wechsel und Wandel von harmonisch erlebtem Lebensfluss zu Tod, Abschieden, Trennung bis zu der Entwicklung neuer Lebensphasen und -qualitäten hingeben.

Das Leben zu wählen, mit dem Tod als dem Leben zugehörig, bedeutet im Krankheitsfall die Wahl, auf den Körper zu hören und seine Triebe und Wachstumsbestrebungen als vorwärtsweisend und richtungsgebend im Leben zu akzeptieren. In dieser Sichtweise von Krankheit, signalisiert der Körper in und durch seine Störungen, dass ein Wachstumsprozess angestoßen wird – auch wenn wir dies nicht wahrhaben wollen oder sogar ablehnen.

In den Erkrankungen stecken Wachstumspotenziale, die wir für eine Weiterentwicklung im Leben brauchen können. Die Form dieser Potenziale erscheint uns meist widerwärtig, Angst machend, überflüssig, und die inneren Bilder zeigen uns diese innere Meinung. Wir sehen scheußliche Zustände im Körper, widerliche Symbole als Gestalt der Erkrankung.

Bei der Freisetzung und Erlösung dieser Potenziale machen die Gespenster und Scheusale einen Wandlungsprozess durch und stehen uns als dienstbare Geister für neue Lebensqualitäten zur Verfügung. Die Gestalt der Erkrankung aus der Visualisierung *Körpererkundung*, beispielsweise in Form einer »bissigen Bulldogge«, wandelt sich in die Kraft der Aggression und unterstützt bei der notwendigen Abgrenzung in Konflikten. Die »grimmig blickende glutrote Sonne« steht für eine endlose Lebenskraft. Das »tobende und schreiende Männchen« erinnert an die Wut im richtigen Augenblick. Der »Nebel« enthält die Intuition, das unsichtbare Wissen. Die »tütelige englische Lady« erinnert in ihrer Verkleidung an die spirituelle Begleiterin.

Krankheit hält in verwunschener Form ein Wachstumspotenzial für uns bereit, das uns in unserem Alltagsleben erschreckend und bedrohlich erscheint. Wie im Märchen treten uns die eigenen Triebkräfte in verwandelten Gestalten gegenüber und fordern uns zu einer wachstumsförderlichen Konfrontation heraus. Wenn ich die bisherigen Ausführungen zusammenfasse, komme ich zu dem nächsten Paradigma von Selbstheilungsprozessen: Selbstheilungsarbeit bedeutet immer eine Veränderung der Lebensweise — und Mut gehört dazu!

MIT SELBSTHEILUNGSSCHRITTEN ZUR LEBENSLUST

»Da wo die Angst ist, da geht's lang«, so formulierte die Autorin Judith Jannberg in den 80er Jahren einen wichtigen Hinweis für das Erkennen von Entwicklungsrichtungen im Leben.

An diesen Entwicklungspunkt gelangen die Frauen auch tatsächlich in dem Prozess der Methode Wildwuchs. Sicher kennen alle Menschen diesen Punkt in ihrem Leben. Es ist die Zeit, in der die Trennung vollzogen und die Verluste weitgehend durchlebt sind. Die Zeit der Trauer findet allmählich ein Ende und nun ist die Entscheidung für eine neue Gestaltung des Alltags gefordert.

Zunächst taucht Angst auf, Angst vor dem Neuen, besonders wenn dieses Neue noch ganz unbekannt ist. Für erkrankte Frauen besteht die Herausforderung darin, sich von alten Lebensgrundsätzen zu verabschieden und mit einem inneren Ja für Neues bereit zu sein.

Diese Haltung ist die Voraussetzung für die nächste Station im Verlauf der Methode Wildwuchs. Diese (vorläufig) letzte Phase ist der Kunst gewidmet, Selbstheilungsschritte als Handlungsmöglichkeiten zu gestalten.

Im Netz der verschiedenen Aspekte und Dimensionen einer Körperbeschwerde gilt es, die nächstliegenden Knotenpunkte zu finden und weiterführende Fäden in die Hand zu nehmen. Gefunden werden solche Selbstheilungsschritte im Dialog mit der eigenen inneren Beraterin als Symbol für die innere Stimme. Abschluss und Resultat einer Selbstheilungsberatung nach der Methode Wildwuchs ist die Zusammenstellung eines »Selbstheilungsrezepts«, in dem die gefundenen Handlungsmöglichkeiten konkret festgehalten sind und als mehrwöchiges Gesundheits-Trainingsprogramm erprobt werden können.

Bestandteil des Rezeptes sind neue Möglichkeiten der Alltagserfahrung, beispielsweise in der Wertschätzung des eigenen Körpers durch Aufmerksamkeit und Pflege oder durch Mutproben für neues Verhalten oder die Lebensfreude bestärkenden Alltagsrituale.

Die nächste innere Reise führt damit in den Dialog mit der inneren Beraterin, der inneren *Weisen Alten*.

Die meisten Frauen in der Beratungsarbeit sind aufgeregt bei der Vorstellung, die Reise zu dieser inneren Beraterin zu erleben. Aufregung bedeutet eine Öffnung und die Bereitschaft für Neues. Außerdem stärkt die vorherige Visualisierungsarbeit das Vertrauen in das eigene innere Wissen, sodass die Frauen davon ausgehen, einen nächsten wichtigen Heilungs- oder Lösungsschritt für sich zu finden.

Die vorhergehenden Visualisierungen haben Gewissheit geschaffen, dass es diese wissenden und richtungsweisenden inneren Bilder gibt. Sie sinnlich erlebt zu haben, ist ein Training in Selbstvertrauen. Selbstvertrauen wiederum bietet den Boden, Neugierde auf das Neue entwickeln zu können, und die Lust auf größere Freiheit für innere Wachstumspotenziale.

Angst, Aufregung und Lust erleben die Frauen in der Beratungsarbeit in unterschiedlicher Gewichtung. Entscheidend für das Weitermachen ist das gewachsene Vertrauen in sich selbst, in die Begleiterin und die Wahrheit und die Kraft der eigenen inneren Bilder. Dementsprechend möchte ich den Satz von Judith Jannberg ergänzen: »... und wo die Lust ist, da geht's lang.«

Nachdem wir das neue Land von Körper und Krankheit bereist haben, geht der folgende Reiseabschnitt in das Unbekannte. Diese Reise erfordert das Vertrauen, sich führen zu lassen und sich zu öffnen für das, was sich ergibt, was auf Sie zukommt. Das sind Elemente von Hingabe an das Leben.

Die Reise funktioniert so, als würden Sie ein Flugzeug besteigen, von dem Sie nicht wissen, in welches Land es Sie bringen wird. Einzig Ihr innerer Wunsch gibt dem Flug die Richtung vor. Ihre wichtigen inneren Fragen an das Leben geben die Orientierung.

Sind Sie dazu bereit?

Als Basis für diese Reise empfehle ich Ihnen zunächst die folgende Entspannung und Visualisierung, um einen stabilen Ausgangspunkt zu schaffen.

DIE VISUALISIERUNG ZUR ERDUNG

»Setze dich auf den Boden oder lege dich hin und schließe die Augen. Konzentriere dich auf dich selbst. Nimm ein paar tiefe Atemzüge und spüre deinem Atem nach: Spüre wie er in den Körper hineinströmt und aus dem

Körper wieder herausströmt. Lass die Atemenergie wie einen Energiefluss oder eine Energiewolke sich in deinem Körper verströmen und ausbreiten: in die Füße und Beine, Becken und Po, Rücken und Oberkörper, Schulter, Arme, Hände, Hals und Kopf.

Richte deine Aufmerksamkeit nun auf deine Füße, auf deine Fußsohlen, und jetzt stell dir vor, dass mit den nächsten Atemzügen aus deinen Fußsohlen kleine Wurzeln zu wachsen beginnen; es wachsen Wurzeln, die sich mit der Erde verbinden können.

Kleine, kräftige Wurzeln schieben sich mit jedem Atemzug aus deinen Fußsohlen, sie werden länger mit jedem Atemzug. Sie können alle Materialien durchwachsen, sie wachsen bis zur Erde, sie wachsen in den Erdboden hinein ... immer tiefer.

Je tiefer die Wurzeln in die Erde hineinwachsen, umso mehr verzweigen sie sich, werden kräftiger und verbinden sich mehr und mehr mit der Erde.

Und jetzt kannst du alle Spannungen aus dem Körper in die Wurzeln und dann in die Erde abfließen, wegströmen lassen. Alle Spannungen und auch alle ablenkenden Gefühle und Gedanken fließen durch die Wurzeln weg in die Erde. Die Spannungen aus dem Kopf rutschen die Wirbelsäule entlang in die Wurzeln und dann in die Erde.

Aus dem ganzen Körper, aus allen Körperbereichen und Organen können sich Spannungen lösen und wegfließen ... in die Wurzeln ... in die Erde. Dein ganzer Körper kann sich mehr und mehr entspannen.

Und jetzt lass vor deinem inneren Auge das Wort Vertrauen entstehen: Stell dir vor, wie sich Vertrauen auf eine große Tafel oder eine Leinwand schreibt. Vertrauen ... schau dir die Farben und Formen der einzelnen Buchstaben an, lies innerlich das ganze Wort: Vertrauen.

Dann lass ein Bild zu dem Wort Vertrauen vor deinem inneren Auge erscheinen, warte ab, welches Bild sich zeigt.

Erlaube dem Bild deutlich zu werden.

Welche Situation entsteht? Schau dir die Farben und Formen der Umgebung an. Sind Personen da? Gibt es Gerüche oder Geräusche, kannst du die Atmosphäre spüren? Was geschieht?

Nimm diese Situation mit all deinen Sinnen wahr und merke, was du wahrnehmen kannst ... für eine Weile.

Nun stell dich allmählich darauf ein, dich von dem Bild zu verabschieden. Vielleicht möchtest du zum Abschied noch etwas tun oder lassen ...

Verabschiede dieses Bild und lass es ganz verschwinden.

Das Bild verschwindet ganz.

Und wenn du magst, kannst du zum Abschluss jetzt Energie aus der Erde durch die Wurzeln in deinen Körper aufnehmen, in dich einströmen lassen, aber nur, wenn du das magst. Warme, heilsame Erdenergie kann in deinen Körper einströmen, sich in deinem Körper ausbreiten. Du bist ganz verbunden mit der Erde.

Jetzt stell dich allmählich darauf ein, die Wurzeln wieder zurückzubilden und die Visualisierung zu beenden.

Stell dir vor, wie sich die Wurzeln aus der Erde langsam in deinen Körper zurückziehen. Sie bilden sich zurück, bis sie vollständig aus der Erde heraus sind und du wieder ganz und für dich bist.

Konzentriere dich nun wieder auf deinen Atem und nimm deinen Körper wahr – wie du sitzt oder liegst. Spüre deine Unterlage, spüre deinen Körper. Rekele dich, bewege die Füße, reibe ein wenig die Hände ... und öffne dann die Augen. Lass dir deine Zeit. «

DIE REISE ZUR *WEISEN ALTEN*

Nun haben Sie sich eine Basis geschaffen für das nächste Abenteuer ins Unbekannte, für die Reise zur inneren Beraterin, zur *Weisen Alten*, zur inneren Wilden Frau.

Der Stellenwert dieser Reise in der Methode Wildwuchs ist eine weitere, den Selbstheilungsprozess begleitende Kontaktmöglichkeit: Heilung geschieht im Kontakt, und wenn Sie sich an die vorherigen Schritte der Selbstheilungsberatung erinnern, so stellten die Anleitungen zunächst den Kontakt zu sich selbst her. Das Erleben der Visualisierungen ist der Kontakt zu Körper und Krankheit, also zum eigenen Innenleben. Zusätzlich empfehle ich den Frauen, sich selbst durch den Prozess zu begleiten, beispielsweise durch das Schreiben eines Tagebuchs.

Ein anderer heilsamer Kontakt ist die Begleitung durch die Beraterin. Indem die inneren Bilder ins Außen gebracht werden, kann eine weiterführende Auseinandersetzung mit der Erkrankung geschehen. Der nach außen gerichtete Kontakt wird auch dadurch verwirklicht, indem Frauen ihre Bilder und Erlebnisse einer wohlmeinenden Freundin berichten.

Heilsame Entwicklungsprozesse beinhalten immer den Kontakt mit den Lebens- und Schöpfungskräften. Ich glaube, dass Heilung im Kontakt zu »höheren Mächten« passiert. Alle Behandlungsmaßnahmen der traditionellen Medizin, der neuen Medizin und alle eigenen Selbsthilfeschritte finden dort ihre Grenze, wo Heilung letztlich ein Mysterium und Gesundung eine Gnade ist.

Die Reise zur inneren Beraterin soll einen Zugang zu diesen Lebensenergien erschaffen. Die *Weise Alte* ist ein mögliches Symbol für einen Aspekt der »höheren« Kräfte. Die Reise zu ihr kann ein Tor sein für den Kontakt zu einer Kraft, die in uns und doch größer ist als wir. Das Bild der *Weisen Alten* ist ein Symbol für die Kraft der Erde, ein Archetyp aus dem »Kollektiven Unbewussten«, wie etwa die Märchengestalt der Frau Holle.

In anderen Kulturen ist dieser Archetyp Hekate, die Göttin der Unterwelt, die die Geheimnisse der Stirb-und-werde-Wandlung kennt. Die Weise Alte ist die irdische innere Stimme, die wir als Intuition erfahren. Die Reise zu ihr soll für Sie ein Angebot für einen Besuch sein. Auch wenn Sie es nicht glauben können oder wollen, probieren Sie es aus!

Dafür schließen Sie nun wieder die Augen, überlegen noch einmal, ob Sie sich einen ungestörten Raum geschaffen haben, und erinnern sich an die Abstandstechnik, mit der Sie diese Reise zu jedem Zeitpunkt beenden können.

Wählen Sie jetzt eine Entspannungstechnik, die Ihnen bisher am besten gefallen hat. Entspannen Sie Ihren Körper, Ihre Gedanken- und Gefühlswelt.

»... Lass vor deinem inneren Auge das Bild von einem Ort entstehen, an dem du dich ganz frei fühlen kannst.

Du brauchst nichts zu denken oder zu tun, warte einfach ab, bis das Bild vor deinem Auge entsteht.

Das Bild von einem Ort, an dem du dich ganz frei fühlen kannst. Je deutlicher dieses Bild wird, desto mehr bist du an diesem Ort.

Nimm diesen Ort mit all deinen Sinnen wahr.

Schau dir die Farben und Formen der Umgebung an, du kannst den Boden unter dir spüren, ihn vielleicht mit deinen Händen berühren. Fühle auch die Luft auf deiner Haut, in deinen Haaren, in deinem Gesicht.

Vielleicht riechst du Gerüche ...

Gibt es Geräusche an diesem Ort?

Genieße diesen Ort, an dem du dich ganz frei fühlen kannst, für eine Weile.

Die Reise zur *Weisen Alten*

Du weißt, in einiger Entfernung von diesem Ort gibt es einen Berg, und in diesem Berg wohnt die Weise Alte, die dir Beraterin und Begleiterin sein kann.

Du weißt von diesem Berg und dieser Berg zieht dich an ...

Mach dich jetzt auf den Weg, zu diesem Berg hin ... folge der Anziehungskraft.

Du gehst weiter in die Landschaft hinein, die Landschaft verändert sich nach und nach, sie wird urwüchsiger ...

Spüre den Boden unter deinen Füßen, er wird nachgiebiger, feuchter, achte auf die Umgebung, durch die du kommst, auf die Farben und die Formen; die Gewächse werden üppiger Wildwuchs.

Kannst du Gerüche wahrnehmen?

Kannst du die Geräusche dieser Landschaft hören?

Gehe bis zu dem Berg hin, in dem die Weise Alte wohnt, mit der du dich beraten kannst.

Bist du am Berg angekommen, findest du einen Eingang.

Ein leichter Geruch von Feuer dringt aus dieser Öffnung.

Wenn du es wünschst, kannst du nun die Weise Alte rufen und sie bitten zu kommen.

Warte ab, bis sie sich zeigt. Wenn du magst, gehe dann zu der Frau hin. Schau sie dir an und nimm Kontakt zu ihr auf.

Die Frau sagt: »Stelle deine wichtige Frage.«

Finde deine wichtige Frage in dir, formuliere sie und sprich sie dann aus.

Du kannst nun eine Weile mit der Frau verbringen, vielleicht magst du mit ihr reden, dich mit ihr beraten.

Vielleicht kannst du dir etwas Wichtiges zeigen lassen.

Vielleicht will sie dich zu etwas Wichtigem führen.

Tue, was du willst, und merke, was geschieht ... für eine Weile.

Jetzt stelle dich allmählich darauf ein, dich von der Frau zu verabschieden. Die Frau hält zum Abschied ein Geschenk für dich bereit: Es ist ein Geschenk, das dir in deinem Heilungsprozess helfen kann, dich in deinem Alltag unterstützen kann.

Wenn du magst, nimmst du das Geschenk an und verabschiedest dich dann.

Wende dich nun ab, und mache dich auf den Rückweg ... zurück an deinen freiheitlichen Ort.

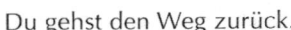

Du gehst den Weg zurück.
Achte auch beim Rückweg auf die Umgebung, du gehst ganz zurück bis zu dem Ort, an dem du dich ganz frei fühlen kannst.
Erhole dich dort eine Weile ...
Jetzt stell dich darauf ein, dich auch von diesem Ort zu verabschieden und allmählich aus deinen inneren Bildern herauszukommen.
Verabschiede dich von dem Ort. Zähle ganz langsam von 1 bis 10, und mit jeder Zahl kommst du mehr und mehr aus deinen inneren Bildern heraus, dein Bewusstsein richtet sich wieder auf den Raum, in dem du sitzt oder liegst; und bei der letzten Zahl 10 bist du voll in deinem Alltagsbewusstsein zurück und ganz wach und fit. 1 ... 10.
Spüre wieder deinen Körper, wie er auf der Unterlage aufliegt, reibe ein wenig deine Hände ... und öffne dann die Augen ...
lass dir deine Zeit ...«

Wenn Sie wieder aus den inneren Bildern zurück sind in Ihrem Alltagsbewusstsein, nehmen Sie sich wieder einen Moment Zeit und werten Sie die erlebte Begegnung aus: Haben Sie die Weise Alte als innere Beraterin getroffen? Welche Informationen haben Sie von ihr bekommen? Was war das Geschenk der *Weisen Alten*?

Oft können Frauen die »Alte« nur schemenhaft wahrnehmen, sodass sie ihr Gesicht nicht erkennen können. Andere Frauen sehen sie in ständig wechselnder Gestalt: mal jung, dann wieder alt; manchmal wie eine Hexe oder modern gekleidet. Manche Frauen sehen in ihr den Tod oder begegnen in ihr einer Ahnin aus ihrer Familie. Viele Frauen finden in dem Besuch bei der *Weisen Alten* ein Stückchen Zuhause, für andere bleibt sie eine ehrfurchtgebietende Respektsperson.

Eine Frau beschreibt: »Es war nicht leicht sie zu finden, sie ließ sich nicht blicken. Und trotzdem war sie da. Sie ist eine sehr alte, junge, starke, lebendige Frau, die nichts aus der Ruhe bringen kann. Ich habe sie in meiner Verzweiflung angeschrien und sie war trotzdem für mich da, hat mir zugehört, hat mich verstanden. Sie ist immer da, aber sie opfert sich nicht auf. Ich kann immer zu ihr kommen, doch ich tue es sehr selten, weil ich vergesse, dass sie da ist. Ich kann auch nur zu ihr gehen, wenn ich ganz bei mir bin. Es ist beruhigend zu wissen, dass sie da ist, dass ich jederzeit zu ihr gehen kann ...«

Und wenn Sie ein Bild von der *Weisen Alten* gefunden haben – freuen Sie sich. Sie können jetzt jederzeit zu allen Fragen des Lebens, sei es persönlich oder geschäftlich, mit dieser Beraterin konferieren! Und: Sie sind nie mehr alleine in dieser Welt!

DIE VISUALISIERUNG
ERSTER LÖSUNGS- ODER HEILUNGSSCHRITT

Gemeinsam mit dieser *Weisen Alten* setzen wir jetzt die Reise fort zum *Ersten Lösungs- oder Heilungsschritt*. Diese Visualisierung leitet dazu an, sich die körperliche Beschwerde von einem anderen Blickpunkt aus zu betrachten, um die weiterführenden Lösungs- und Selbsthilfeschritte zu finden. Gefragt wird nach Handlungen, also nach dem, was die Frau zur Aktivierung von Selbstheilungskräften tun kann.

Es gibt unterschiedliche Punkte, an denen eine Frau jetzt stehen kann. Vielleicht mochte sie ihren Körper in den vorherigen Visualisierungen gar nicht im Inneren erkunden, weil sie eine zu große Ablehnung dem Körper gegenüber empfand; oder sie konnte ihre Erkrankung nur mit großem Abstand betrachten.

Es ist gleichgültig, wie der Kontakt zu Körper und Krankheit ist, und auch gleichgültig, in welcher Trauerphase sich die Frau befindet, denn zu jedem Zeitpunkt und in jedem Krankheits-, Gesundungs- oder Heilungsstadium stellt sich die Frage nach gesundheitsförderlichem Handeln. Was sind die heilsamen Schritte? Welches Verhalten kann die Stärkung von körperlicher Selbstheilungskraft erzeugen?

Es wird ein Schritt gesucht, der eine neue Qualität ins Leben bringt, so als werfen Sie einen Stein ins Wasser, der dann weite Kreise auf dem Wasser entstehen lässt. Die *Weise Alte* wird bei der nächsten inneren Reise als Begleiterin mit einbezogen und mit ihrer Unterstützung wird ein Bild für den wichtigen nächsten Handlungsschritt im Alltag gewonnen. Dieser Weg führt an der zentralen Angst oder Kraft vorbei, die bei den Selbsthilfeschritten eine Rolle spielen und zu beachten sind. In der Beratungspraxis übersetze ich mit der Frau dann das gewonnene Bild in alltagstaugliche Verhaltensweisen.

Sie können die folgende Visualisierungsanleitung auch mit der vorherigen Anleitung zur *Weisen Alten* kombinieren, das heißt, dass Sie sich in

Ihrer Vorstellung zunächst mit dieser treffen und dann mit ihr gemeinsam die innere Reise fortsetzen.

»Lege dich bequem hin und schließe die Augen.
Dehne deine Beine einmal lang, indem du die Fersen ein Stück vom Körper wegschiebst; lass die Spannung dann wieder los.
Lege die Arme neben den Körper und schiebe die Fingerspitzen auf der Unterlage Richtung Füße: du dehnst die Schultern und Arme einmal – dann lass wieder locker.
Strecke deinen Nacken, indem du den Hinterkopf auf der Unterlage nach oben schiebst, sodass sich das Kinn leicht zur Brust neigt; halte die Anspannung einen Moment ... und entspanne wieder.
Konzentriere dich auf deinen Atem und spüre deinem Atem nach.
Lass jetzt deinen Atem in deine Füße strömen.
Stell dir vor, deine Atemenergie ist ein Energiefluss oder eine Ener-giewolke, und diese Energie fließt bis in die Zehen, in die Fußsohlen, in die Fersen, in die Knöchel.
Die Atemenergie verströmt sich ganz in deinen Füßen.
Und jetzt stelle dir vor, dass diese Energie eine Farbe annimmt.
Merke die farbige Energie in deinen Füßen. Kannst du die Farbe erkennen?
Die farbige Energie verströmt sich in deinen ganzen Füßen.
Die Atemenergie fließt in deine Waden, Knie und oberen Beine; sie verströmt sich in deinen ganzen Beinen.
Und auch hier nimmt die Energie eine Farbe an, wird farbig.
Spüre die Farbe, die sich in deinen Beinen allmählich ausbreitet.
Die Atemenergie fließt jetzt in deinen Schoß. Warm und weich durchfließt sie deine weiblichen Organe.
Welche Farben entstehen?
Die farbige Energie verbreitet sich ganz sanft in deinem Becken und im Po. Spüre die farbige Energie.
Die Energie durchströmt anschließend deine Wirbelsäule und deinen ganzen Rücken.
Beobachte, welche Farben sich in deiner Wirbelsäule und im Rücken entwickeln.
Die farbige Energie durchflutet das Rückgrat, Wirbel für Wirbel und auch die Rückenmuskeln.

Die Visualisierung *Erster Lösungs- oder Heilungsschritt*

Die Energie verströmt sich jetzt in deinen Bauch und in alle inneren Organe im Bauchraum. Welche Farben entstehen?
Die Atemenergie breitet sich nun in deinem Brustkorb aus.
Beachte die Farbigkeit, die entsteht.
Nun fließt die Energie weiter, in deine Schultern, in die Arme und durch die Handgelenke bis in Hände und Finger.
Auch hier nimmt die Energie eine oder mehrere Farben an.
Der Energiestrom fließt jetzt in deinen Nacken und in deinen ganzen Hals und breitet sich dann weiter ganz sanft im Kopf aus, bis in das Gesicht.
Die Energie verströmt sich ganz in deinem Hals, in deinem Kopf und wird auch hier farbig. Bemerke die Farbigkeit.
Spüre jetzt deine Bereitschaft, in dich zu gehen.
Zähle ganz langsam von 5 bis 1 und mit jeder Zahl kann sich dein Körper mehr und mehr entspannen.
Dein Bewusstsein stellt sich dabei auf die Ebene ein, auf der du die Bilder gut sehen kannst.
5 ... 1
Rufe deine innere Beraterin herbei und bitte sie um Begleitung.
Jetzt lass vor deinem inneren Auge eine große weiße Leinwand entstehen oder einen großen weißen Bildschirm.
Warte ab, bis du diese weiße Fläche ganz deutlich vor deinem inneren Auge siehst.
Und nun bemerkst du, wie auf der Leinwand eine Schrift entsteht. In deutlichen Buchstaben bilden sich die Worte: Das Problem oder Die Erkrankung, Die Beschwerde.
Merke die Farbe und die Formen der Schrift.
Schau dir die einzelnen Buchstaben genau an. Du liest die Worte.
Und nun beobachte, wie ein Bild entsteht zu diesen Worten, erlaube dem Bild deutlich zu werden, und lasse es für eine Weile auf dich wirken.
Jetzt stell dich allmählich darauf ein, dich von diesem Bild zu verabschieden.
Du verabschiedest dieses Bild und lässt es verschwinden, bis die Leinwand wieder weiß ist.
Du kannst jetzt entscheiden, ob du als Nächstes das Bild deiner Angst oder das Bild deiner Kraft sehen möchtest.
Entscheide dich.

Beobachte, wie die Worte sich auf die Leinwand schreiben:
die Angst oder *die Kraft*.
Lies die Worte innerlich.
Und nun entsteht zu dieser Schrift wieder ein Bild.
Erlaube dem Bild, deutlich zu werden und lasse es auf dich wirken.
Vielleicht möchtest du den Abstand zu dem Bild etwas vergrößern.
Schau dir dieses Bild eine Weile an.
Jetzt stell dich darauf ein, dich auch von diesem Bild zu verabschieden.
Verabschiede dieses Bild, lasse es vollständig verschwinden, bis die Leinwand wieder weiß ist.

Nun wird das letzte Bild auf der Leinwand erscheinen. Es wird das Bild sein vom ersten Lösungs- oder Heilungsschritt, den du in deinem Alltag tun kannst.

Und wieder schreiben sich die Buchstaben auf die Leinwand. In deutlicher Schrift entstehen die Worte: Der erste Lösungs- oder Heilungsschritt.

Betrachte die Farben und Formen der Buchstaben ganz genau und lese innerlich die Worte.

Warte ab und lass dieses Bild auf der Leinwand entstehen.
Schau dir dieses Bild genau an und lass es auf dich wirken.
Wenn du möchtest, kannst du in dieses Bild, in diese Situation, hineingehen und sie erkunden.

Stell dir vor, du tust einen großen Schritt in dieses Bild hinein und kannst diese Situation mit all deinen Sinnen erkunden.

Beachte, was du wahrnimmst.
Jetzt stell dich darauf ein, dich von dieser Situation zu verabschieden.
Du trittst wieder aus dem Bild heraus vor die Leinwand.
Nun lasse auch dieses Bild verschwinden.
Die Leinwand wird weiß.

Du weißt, es ist Zeit Abschied zu nehmen von den inneren Bildern, von deiner inneren Begleiterin. Lass die Leinwand vor deinem inneren Auge verschwinden, verabschiede dich von deiner inneren Begleiterin.

Stell dich darauf ein, jetzt langsam aus deinen inneren Bildern herauszugehen. Zähle ganz langsam von 1 bis 10, und mit jeder Zahl kommst du mehr und mehr aus deinen inneren Bildern heraus, dein Bewusstsein richtet sich wieder auf den Raum, in dem du sitzt oder liegst, und bei der letzten Zahl 10 bist du voll in deinem Alltagsbewusstsein zurück, ganz wach und fit.

Die Visualisierung *Erster Lösungs- oder Heilungsschritt*

1, 2 ... 10. Spüre wieder deinen Körper, wie er auf der Unterlage liegt, reibe ein wenig deine Hände und öffne die Augen. Lass dir deine Zeit.«

Nun, mit welchen Ergebnissen sind Sie von dieser Reise zurückgekehrt? Halten Sie das Erlebte möglichst schriftlich fest, malen Sie dazu, drücken Sie Ihre Eindrücke im Tonformen aus.

Die Selbstheilungsarbeit verläuft jedes Mal wieder in der Art und Weise, dass Sie die weiterführenden Informationen aus Ihrem inneren Wissen mit Hilfe kreativer Arbeit (Schreiben, Malen, Tonformen, Tanzen, schauspielerischem Darstellen) weiter erkunden und mit Abstand durchleben.

Das Bild vom *Ersten Lösungs- oder Heilungsschritt* hat die Funktion, konkrete Anweisungen für den Alltag zu gewinnen. Dies geschieht durch die Übersetzung des Bildes in Alltagshandlungen.

Umsetzungsmöglichkeiten des Bildes sind beispielsweise:

- das Erproben neuer Verhaltensweisen,
- das Verweilen an bestimmten heilsamen Orten oder Gegenden,
- Mutproben,
- die Pflege und Wertschätzung für den Körper,
- sportliche Aktivitäten,
- neue Impulse in der Ernährung,
- Veränderung der Kleidung,
- oder regelmäßige Meditation.

Die nachfolgenden Anhaltspunkte bieten Ihnen eine Hilfe, mit der Sie das innere Bild genauer anschauen und auf Handlungsmöglichkeiten hin untersuchen können. Denn dieses Bild enthält in jedem Fall Qualitäten, die Sie in Ihrem Leben zur Förderung der Selbstheilungskräfte benötigen. Zunächst müssen Sie sich das Bild genau vergegenwärtigen. Beantworten Sie dazu folgende Fragen:

1. Was haben Sie als inneres Bild vom *Ersten Lösungs- oder Heilungsschritt* wahrgenommen?
   Welche Situation zeigte sich?

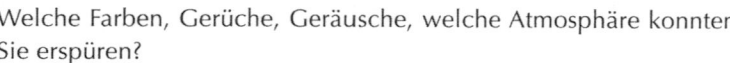 Mit Selbstheilungsschritten zur Lebenslust

Welche Farben, Gerüche, Geräusche, welche Atmosphäre konnten Sie erspüren?
Welche Gefühle hat diese Situation in Ihnen ausgelöst?
Was ist die stärkste Information? Handelte es sich um Aktivitäten oder um Gefühle?
Was ist die Botschaft des Bildes?

2. Woran erinnert Sie dieses Bild?
Können Sie die Situation dieses Bildes Ihrer Vergangenheit zuordnen? Woran erinnert Sie diese Situation?
Erkennen Sie das Hauptgefühl des Bildes aus der Vergangenheit?
Wie und wo haben Sie das Gefühl aus diesem Bild schon einmal erlebt?
Welche charakteristischen Merkmale und Elemente enthält das Bild, wie beispielsweise Ruhe, Abenteuer, Gemeinschaft?

3. Praktische Umsetzungsmöglichkeiten des Bildes:
Wodurch können Sie die Elemente aus dem Bild wecken und in Ihrem Alltag beleben?
Wie können Sie jetzt den ersten heilsamen Handlungsschritt in Ihrem Alltag tun?
Wie oft können Sie realistischerweise die Umsetzungsmöglichkeiten praktizieren (täglich, wöchentlich)?
Was brauchen Sie an Material dazu? (möglichst wertvoll!)

Beantworten Sie die Fragen schriftlich, und wenn Sie denken, die richtige Handlung gefunden zu haben, fragen Sie sich, ob dieser Schritt wirklich eine neue Qualität in Ihr Leben hineinbringt und ob er wirklich eine Herausforderung darstellt. Sie merken das an der inneren Aufregung, die entsteht, wenn Sie nur daran denken, dass ...

●●● Zur Anregung für Ihre eigene Untersuchungsarbeit einige Beispiele für Selbstheilungsschritte von Frauen aus meiner Beratungspraxis:

Eine Frau mit der Diagnose einer Schilddrüsenunterfunktion und Verdacht auf eine Autoimmunerkrankung erlebte in der Beratung folgende Visualisierung zum *Ersten Lösungs- oder Heilungsschritt:* Ihre Frage zu

Die Visualisierung *Erster Lösungs- oder Heilungsschritt*

Beginn der Reise an die Weise Alte lautete: »Wie kann ich gesund, wie kann ich heil werden?« Als Visualisierung des Problems sah sie Bilder aus ihrer Jugendzeit im Alter von 14 bis 16 Jahren. Es waren mehrere Szenen, in denen ihr Vater sie durch Prügel schwer misshandelte. Sie spürte die Schmerzen, und weil ihr Körper die Schmerzen fühlte, reagierte sie mit Hass auf dieses Körpergefühl: »Ich hasse meinen Körper!«

Als Nächstes wählte sie das Bild der Angst: Es zeigte eine tiefe Schwärze, ein samtig-ruhiges Nichts. Das Bild vom Ersten Heilungs- oder Lösungsschritt zeigte ganz deutlich, wie sie sich selbst umarmte und sich ganz zart im Gesicht berührte. Neben ihr standen ihr Mann und eine nahe Freundin. Ihr Mann hatte seine Hand auf ihren Rücken in Höhe des Herzbereichs gelegt und auch ihre Freundin stand ganz nahe und berührte sie.

Im Nachgespräch kristallisierte sie als zentrale Qualitäten dieses Bildes »den Körper zärtlich berühren, Nähe spüren und annehmen« heraus. Um diese gesundheitsförderlichen Qualitäten in den Alltag zu bringen, suchten wir praktische Handlungsschritte, die machbar waren und die Herausforderung des Neuen enthielten. Die Frau lebte ihren Alltag mit dem Hass auf ihren Körper und so erschien ihr schon das Bild zum Ersten Lösungs- oder Heilungsschritt sehr herausfordernd. Der angemessene und praktikable Handlungsschritt zu der Qualität »den Körper selbst zart berühren« war, sich einmal täglich im Spiegel klar anzuschauen und sich dann selbst zu umarmen. Zur Umsetzung der Qualität »Nähe spüren« bat sie ihren Mann, so wie in dem Bild seine Hand auf ihren Körper zu legen. Sie erzählte später, wie aufregend sie das empfunden hatte.

Eine Frau, die seit vielen Jahren an Asthma erkrankt war, berichtete vom Bild zum Ersten Lösungs- oder Heilungsschritt: »Ich sehe einen mächtigen Wasserfall, und als ich mich in das Bild hineinversetzen soll, stehe ich erst unter dem herabfallenden Wasser, dann treibe ich auf dem Wasser. Leicht und spielerisch lasse ich mich treiben. Ich gehe nicht unter, wirbele auch unter Wasser umher, weiß nicht, wo oben oder unten ist. Das fühlt sich sehr gut an. Klares, reines Wasser, Bewegung. Zu keinem Zeitpunkt werde ich nach unten gedrückt oder muss um Luft ringen. Das Wasser ist ganz sauber, ein totales Wohlgefühl. Ich muss gar nichts machen.«

Im Nachgespräch arbeitete die Frau drei zentrale Qualitäten dieses Bildes heraus: das Allein-Sein in der Natur genießen können, viel Raum für sich haben, sich tragen/treiben lassen – im Sinne von Kontrolle abgeben.

Wir fanden dann folgende praktische Handlungsschritte: Das Allein-Sein genießen zu können, war insofern neu und eine Herausforderung, da die Betroffene ihren Alltag in Beruf und Freizeit mit sehr vielen Menschen verbrachte. Um allein sein zu können, musste sie lernen, sich abzugrenzen.

Ihre Aufgabe war es, eine halbe Stunde täglich in der Natur nur für sich allein zu sein. »Viel Raum für sich zu haben« und sich »tragen und treiben lassen« setzte sie um, indem sie in einem Kurzentrum erreichte, zweimal wöchentlich ein Bewegungsbad ganz allein für sich nutzen zu können. Sie brauchte viel Mut, um diese Anfrage zu wagen – und sie bekam »viel Raum«, für den sie sich eingesetzt hatte. Sie konnte in dem Bewegungsbecken zweimal pro Woche spüren, wie es ist, vom Wasser getragen zu werden, sich treiben zu lassen. Interessant war, dass die Frau in der gleichen Zeit eine Wohnung angeboten bekam, die viel größer als ihre bisherige war.

Ein sehr anrührendes Beispiel ist das Bild vom *Ersten Lösungs- oder Heilungsschritt* einer Frau, die wegen ihrer veränderten Zellen am Gebärmuttermund in die Beratungspraxis gekommen war. Sie erzählte im Vorgespräch, dass sie ihre weibliche Körperlichkeit völlig ablehne und gleichzeitig große Schuldgefühle deswegen habe. Sie kümmere sich auch nur nachlässig um ihre Erkrankung, verpasse die ärztlichen Behandlungstermine und habe dann deswegen zusätzliche Schuldgefühle.

In der Visualisierung war ihre Frage an die Weise Alte: »Wie kann ich mich selber heilen?«

Als Bild vom *Ersten Lösungs- oder Heilungsschritt* sah sie einen Tropfen, der in einen See fiel und kreisförmige Wellen auf der Oberfläche des Sees bildete. Dieser Tropfen musste einen bestimmten Rhythmus finden, »damit's stimmt« für die Kreisbildung. Die gesamte Oberfläche des Sees wurde dann wellig. Als sie sich in das Bild hineinversetzte, fiel der Tropfen in ihr Herz, und dadurch entstand nach und nach eine Schwingung im ganzen Körper, wie die Wellenkreise auf dem See. Sie fühlte diesen Vorgang in ihrem ganzen Körper; die Schwingungen hatten eine körperlich aufrichtende Wirkung, es fühlte sich »frei und leicht« an im Körper.

Um dieses aufrichtende und beschwingende Gefühl im Alltag zu erzeugen, fanden wir folgende Aktivitäten: Da die Frau gewohnt war, viel mit Affirmationen zu arbeiten, sollte sie den »aufrichtenden« Gedanken als Satz auf ein Plakat malen und im Alltag beachten: «Ich bin mit mir einverstanden.« Einmal in der Woche tanzen zu gehen, war die nächste Aufgabe, um das beschwingende Körpergefühl in den Alltag einzubringen. In der Natur weit laufen sollte 2- bis 3-mal wöchentlich das freie und leichtlebige Lebensgefühl trainieren.

Abschließend ein amüsantes Beispiel, an dem sichtbar wird, wie praktisch innere Weisheit denkt: Eine Frau kam wegen ihres chronischen Schnupfens in die Beratung. Das Bild zum Ersten Lösungs- oder Heilungsschritt zeigte, wie sie einen Heizkörper in ihrer Wohnung anbrachte!

Als Hintergrund dieser Arbeit gab es eine Familiengeschichte, die es ihr bisher innerlich verboten hatte, sich um sich selbst zu kümmern, sich gemütlich einzurichten und sich einen geborgenen Lebensraum zu schaffen. Dieses Verbot zeigte sich sehr praktisch in ihrer unterkühlten Wohnung, sodass ihre Nase darauf hinwies, sich mehr Wärme zu gönnen. Die Frau ging den Schritt über die lustfeindliche Familientradition hinaus: Sie überwand ihren Geiz sich selbst gegenüber und ließ einen zusätzlichen Heizkörper installieren. Etwas später zog sie – nach 18 Jahren – aus dieser unangemessenen Wohnung aus!

So praktisch können die inneren Bilder sein.

Diese Beispiele verdeutlichen, dass Selbstheilungsprozesse eine Veränderung der Lebensweise einleiten. Es sieht so aus, als seien die veränderten Handlungen nur minimal, aber diese Handlungsanweisungen aus dem inneren Wissen sind wie der berühmte Stein, der ins Wasser geworfen wird und weite Kreise entstehen lässt. Ein vielleicht winzig erscheinendes neues Element im Alltag ist der Impuls für die Aktivierung einer neuen Qualität in der Lebensweise: Die Frauen erleben Körper und Krankheit neu, hinderliche Normen und Verbote für die Körper- und Lebenslust werden überschritten. Sie wagen neue Kommunikation mit ihren Mitmenschen.

DAS SELBSTHEILUNGSREZEPT ALS GESUNDHEITS-TRAININGSPROGRAMM

In der letzten Phase der Methode Wildwuchs werden die Umsetzungsmöglichkeiten von allen inneren Informationen gesammelt und ein Selbstheilungsrezept erstellt. Das Selbstheilungsrezept beinhaltet die Zusammenstellung aller alltagstauglichen Handlungsschritte zur Gesundheitsförderung, die in den verschiedenen Phasen des gesamten Beratungsverlaufs entwickelt wurden.

Das Selbstheilungsrezept ist ein Gesundheits-Trainingsprogramm, zunächst für vier Wochen. Die Bezeichnung »Rezept« betont die Wichtigkeit für einen gesundheitsförderlichen Alltag. Das, was sich die Frauen an Selbstheilungsschritten erarbeiten, und auch das, was Sie sich beim Lesen dieses Buches erarbeitet haben, ist als inneres Wissen allem anderen Wissen ebenbürtig, denn es ist Ihr ureigenster Wissensschatz. Die Informationen aus den inneren Bildern und aus Ihrer Intuition sind Ihr Ausgangspunkt für neue Handlungsmöglichkeiten!

Die Frage ist nun, was Sie von Ihrer inneren Reise mit in Ihren Alltag nehmen wollen. Was wollen Sie zurücklassen, was wollen Sie neu beginnen? Indem Sie darüber nachdenken, werden Sie schon zu ahnen beginnen, welche Auswirkungen es haben kann, neue Lebensqualitäten in Ihr Leben zu bringen, und es stellen sich viele Fragen:

Woher die Zeit nehmen, sich so viel um mich selbst zu kümmern?
Wie kann ich in meiner Familie und wie mit meinen Mitmenschen darüber kommunizieren, was ich anders und neu möchte?
Wie werden mein privates und berufliches Umfeld auf meine neuen Verhaltensweisen reagieren? Werden die anderen mich unterstützen, ablehnen, mich für verrückt erklären?
Was wird passieren, wenn ich etwas neu mache, was wird alles ins Rutschen kommen?
Wird es sich wirklich lohnen? Wird es auch bei mir gesundheitsförderlich wirken?

Die Rezeptpunkte

Das Gesundheitstraining besteht aus der Sammlung all dessen, was im Verlauf der Selbstheilungsberatung an weiterführenden Handlungen herausgefunden wurde. Sie selbst können jetzt während der folgenden Ausführungen für sich überlegen, welche Erkenntnisse Sie aus den inneren Reisen gewonnen haben und wie diese praktisch und konkret in Ihrem Leben mehr Raum bekommen und so belebt werden könnten.

Das Selbstheilungsrezept als Gesundheits-Trainingsprogramm

Die Rezeptpunkte, die ich Ihnen gleich erläutern werde, umfassen verschiedene Erlebensbereiche und sind für die meisten Frauen relevante Bestandteile des Gesundheitstrainings. Vier Wochen Dauer sind für die Durchführung des Programms ein geeigneter Rahmen, eine überschaubare Zeit und lange genug, um die Wirkung der neuen Qualitäten im Alltag in ausreichendem Maße kennen zu lernen.

Die erste Aufgabe des Selbstheilungsrezeptes ist, die inneren Bilder genau aufzuschreiben, um die Informationen als Hinweise des Körpers möglichst exakt festzuhalten. Die Bilder können dann, wie beschrieben, mit Hilfe verschiedener Methoden ausgewertet und das Erleben vertieft werden. Durch die kreativen und gestalterischen Mittel, wie Malen, Tanzen und Ähnliches, sind der Verstand, das Gespür und die Gefühle, Körperbewegung und Intuition in unterschiedlicher Weise an dem Begreifen der Aussage von inneren Bildern beteiligt.

Eine weitere Möglichkeit, sich den Bildern zu nähern, sind Wortspiele. Wortspiele sind Assoziationsspiele, die bei zentralen und unklaren Bildern eine erste Ahnung von deren Bedeutung erzeugen können. In der Beratungspraxis finden Wortspiele bei bestimmten Schlüsselbildern ihren Einsatz, beispielsweise wenn es um das Bild der Angst oder Kraft geht, oder auch um die Annäherung an die Gestalt der Erkrankung aus der Visualisierung *Körpererkundung*. Ein Wortspiel ist mit seinen Assoziationen ein guter Zwischenschritt von dem Erleben innerer Bilder hin zu ihrem Verstehen.

Als Anschauungsmaterial werde ich Ihnen mein Lieblingswortspiel erklären, das die meisten Frauen in den Beratungen ebenfalls schätzen.

Angenommen, ich sehe in Visualisierungen ständig eine schwarze Katze, träume vielleicht von einer schwarzen Katze und weiß nicht, was dieses Bild mir denn nun sagen will. Für das Wortspiel schreibe ich diesen Begriff Schwarze Katze auf ein Blatt und sammele Assoziationen dazu, wie schwarz, Fell, jagen, Maus, töten, Nacht, miauen, Blechdach ... bis es sechzehn Begriffe sind, die ich dann untereinander notiere.

Im nächsten Schritt nehme ich den ersten und zweiten Begriff – in meinem Beispiel »schwarz« und »Fell« – und finde dazu eine Assoziation, die nichts mit dem Ausgangsbegriff (schwarze Katze) zu tun haben muss, wie beispielsweise das Wort »Persianer«, das ich notiere.

Nun nehme ich den dritten und vierten Begriff »jagen« und »Maus«. Dazu fällt mir Todesangst ein. Genauso verfahre ich mit dem fünften und sechsten Begriff, bis acht neue Assoziationen auf dem Blatt stehen. Danach nehme ich von diesen acht Begriffen wieder die ersten beiden, und assoziiere dazu wieder ein Wort: In meinem Beispiel sind das die Begriffe »Persianer« und »Todesangst«. Meine Assoziation dazu ist »Wilderei«. Dann verfahre ich wieder genauso mit den restlichen Begriffen, bis schließlich vier neue Worte auf dem Blatt notiert sind. Nun wieder zum ersten und zweiten Wort und so weiter assoziieren, bis ganz zum Schluss ein einziges Wort steht, in dem alle Begriffe eingegangen sind.

Mit diesem Wortspiel wird der Ausgangsbegriff durch erweiternde Assoziationen zunächst aufgeschlüsselt und dann wieder zu einem neuen Begriff verdichtet. Es kommt dabei nicht nur auf den Endbegriff an, sondern schon der Verlauf der Assoziationen während des gesamten Wortspiels ist sehr aufschlussreich für die Bedeutung des Ausgangswortes.

Ebenfalls gut geeignet für eine erste Annäherung an schwierige Themen sind Denksport- und Beobachtungsaufgaben. Sie fördern die intellektuelle Auseinandersetzung mit krankheits- und gesundheitsrelevanten Themen. Dabei zeigen die inneren Bilder manchmal Informationen, denen sich die Betroffene zunächst nur mit ihrem Denken nähern kann: Wie erlebe ich das Bild von der Doppelseitigkeit meines Herzens im Alltag? Wie erlebe ich den dunklen und wie den hellen Teil?

Um alte Glaubensmuster zu veranschaulichen, erscheint es wichtig, das Ausmaß der alten Verhaltensmuster zu beobachten und sich selbst zu verdeutlichen: Wie gehe ich mit Verletzungen um und wie verarbeiten andere Menschen erlittene Verletzungen? Dazu kann es notwendig sein, sich zunächst einmal gedanklich damit zu beschäftigen, beispielsweise: Wie kann ein Mensch sich selbst das Gefühl geben, Boden unter den Füßen zu haben? Oder: Was ist eigentlich Hingabe – wie geschieht Hingabe als Verhalten? In der intellektuellen Beschäftigung können Frauen zu bestimmten Themen Informationen und Erfahrungen durch Gespräche oder Bücher von anderen sammeln. Sie können unterschiedliche neue Sichtweisen kennen lernen. Nicht um mit dem Verstand alles verstehen oder kontrollieren zu können, sondern weil Veränderung im Kopf beginnt, die das Handeln vorbereitet und in den Gesamtprozess von Heilung gehört.

Die bis hierher aufgeführten ersten beiden Aufgabenbereiche des Selbstheilungsrezepts dienen hauptsächlich der Auswertung und dem Verständnis der Bilder.

Der nächste Bestandteil des Rezeptes ist der Bereich, in dem es darum geht, Altes aufzugeben. Da sind an erster Stelle die gefundenen Glaubenssätze, über deren Verabschiedung die Frau eine Entscheidung innerhalb des vierwöchigen Trainingsprogramms fällen soll. Oft gehören noch andere Handlungen zum Aufgeben des Alten, um Platz für Neues zu schaffen.

Als beispielhafte Handlungen im Außen werden alte Kisten ausgeräumt, lang schwelende Konflikte mit Verwandten bereinigt oder vergangene Beziehungen verabschiedet.

Ein weiterer Bestandteil des Rezepts sind die mit Hilfe der Analytischen Visualisierungstechnik gewonnenen heilsamen Bilder. Diese Bilder sind die Vorstellung, wie ein heilsamer Prozess für die Körperbeschwerden verlaufen kann und wie in diesem Prozess die Betroffene heil und gesund aussieht. Dieses aus der therapeutischen Arbeit mit krebskranken Menschen stammende Verfahren hat sich als gesundheitsförderlicher Selbsthilfeschritt bewährt.

Beispielhaft dazu das Bild einer an Endometriose erkrankten Frau: In der Analytischen Visualisierung sah diese Frau das Endometriosegewebe als weiches Gewebe, das mit Gewebefasern an anderem Gewebe festgewachsen war; und aus diesem weichen Gewebe hatte sich ein härteres Gewebe in Form eines breiten Stiels herausgebildet. Dieses härtere Gewebe hatte die Aufgabe, zum Schutz des weichen Gewebes Angreifer abzuwehren. Die Angreifer waren dunkle Wesen, gefräßig und gierig auf Fleisch. Wenn die dunklen Wesen nicht mehr da wären, so erzählte dieses harte Gewebe, könne es sich auflösen, verschwinden. »Die dunklen Wesen müssen angeschaut und verändert werden, nicht wir als Gewebe«. Die Angreifer im Unterleib sahen aus wie Piranhas, kleine schwarze fischartige, dunkelgraue Wesen mit vielen kleinen scharfen Zähnen. Sie wollten einfach nur fressen, weil sie hungrig sind.

Zur Entwicklung einer heilsamen Visualisierung nahm die Frau Kontakt zu diesen schwarzen Wesen auf: »Es kamen plötzlich ganz viele kleine schwarze Wesen, die anfingen das umliegende Gewebe zu fressen. Es ging unglaublich schnell und war sehr beängstigend. Auf die Frage, ob sie wüssten, dass das Gewebe gesundes Gewebe sei und ihr Fressen für die Frau Schmerzen bedeutet, hielt ein Wesen inne, überlegte und antwortete, es höre zum ersten Mal, dass es unterschiedliche Gewebe gäbe. Das Wesen fragte, woran es denn erkennen könne, welches Gewebe gesund und welches krank sei.«

Eine gute Frage, denke ich. Mich hat diese Visualisierung sehr beeindruckt, da in der wissenschaftlichen Diskussion vermutet wird, dass ein ursächlicher Faktor für die Erkrankung Endometriose eine Störung im Immunsystem sein könnte. Möglicherweise handelt es sich um eine Autoimmunerkrankung, was bedeutet, dass das Immunsystem körpereigenes Gewebe angreift, also nicht mehr unterscheiden kann, was gesund und was krank ist. Die Parallelität mit der Frage des Piranha ist nicht zu übersehen. Die Piranhas werden lernen müssen zu unterscheiden, was eigentlich beseitigt werden muss.

Der nächste Bereich im Selbstheilungsrezept sind die Schritte zur Umsetzung der Informationen, die die inneren Bilder über die Bedürfnisse und Anliegen des Körpers vermittelt haben. In der Visualisierung *Körpererkundung* wurde nach dem gefragt, was der erkrankte Ort oder der Beschwerdebereich braucht, was ihm fehlt. Die Beantwortung dieser Körperbedürfnisse durch adäquate Aktionen ist die Eigenverantwortung jeder Frau. Ebenso erfordern die Bilder vom *Ersten Lösungs- oder Heilungsschritt* eine praktische Umsetzung im Alltag.

Dazu das Beispiel von der Frau, deren Reise zu ihrem gutartigen Tumor, dem »Klumpen«, im dritten Kapitel beschrieben wurde:

»In den folgenden Wochen erledige ich dann auch meine Rezeptaufgaben und beobachte mich genau. Ich male immer wieder Bilder von meinem Unterleib, erst wie er krank aussieht, dann wie er allmählich gesundet. Auch von meiner inneren Beraterin male ich ein Bild, um noch besser Kontakt zu ihr aufnehmen zu können. Nun sind also der Schmerz und die Traurigkeit Thema. Statt »Klumpen« will ich den Tumor jetzt »Die Empfindsame« nennen. Ich wünsche mir Nähe und Kontakt in meiner Traurigkeit. Dazu habe ich die Aufgabe, mit einer guten Freundin ein Nähe-Abstand-Experiment zu üben: Ich soll den Wunsch nach Nähe meiner Freundin gegenüber formulieren und dabei meine Traurigkeit spüren. Außerdem soll ich auch für mich alleine immer 1/4 Stunde am Tag dem Trauern Zeit einräumen.

Die Traueraufgaben zu erfüllen, fiel mir tatsächlich schwer. Beim Trauern für mich alleine schweifte ich immer wieder ab, wurde furchtbar müde,

Das Selbstheilungsrezept als Gesundheits-Trainingsprogramm

fühlte mich leer im Kopf. Tränen kamen keine. Schließlich fragte ich meine Freundin, ob ich ihr von meiner Trauer erzählen dürfe und ob sie mich dabei in den Arm nehmen könnte. Da kam ich zu meinem Erstaunen sehr ins Schluchzen und fühlte mich hinterher befreit.

Eine weitere ganz klare Aufgabe ist auch, dass ich beobachten soll, wo in meinem Leben Wut und Aggression Themen sind. Was diese Themen betrifft, merke ich, wie schwer es mir fällt, sie rauszulassen. Ich richte meine Aggressionen wohl eher gegen mich selbst. Als Folge des ausgelösten Prozesses melde ich mich für einen Selbstbehauptungs- und Selbstverteidigungskurs in einem Frauenferienhaus an und mache anschließend Wendo in einer Gruppe weiter.«

Es ist sehr wichtig, solche Selbsthilfeschritte realistisch und verbindlich festzulegen. Wenn Sie beginnen, neue Verhaltensweisen in Ihren Alltag einzubringen, so bewegen Sie sich direkt in den früheren, vermiedenen Gefahrenzonen und aktivieren alle Schutzmechanismen, sprich: Widerstände, um die alten Glaubens- und Verhaltensmuster aufrechtzuerhalten.

Erinnern Sie sich an mein Beispiel von dem verletzten Arm? Wenn Sie neue Bewegungen probieren, werden reflexartig die alten Bewegungsgrenzen aus der gewohnten Schonhaltung aktiviert, und es erfordert viel Aufmerksamkeit, Konzentration und Disziplin, die neuen Bewegungen einzuüben. Dasselbe gilt für das Gesundheitstrainingsprogramm, das in neue Lebensqualitäten führt, die nicht einfach nur begehrenswert und attraktiv sind.

Das Neue bedeutet den Verlust der alten Gewohnheiten und Sicherheiten. Klare Verbindlichkeiten wie: »Ich werde mich 1 x täglich mit wohlwollenden Augen in einem Spiegel betrachten«, erleichtern die Konzentration im Training.

Das letzte Element des Selbstheilungsrezeptes ist das Geschenk der *Weisen Alten*, das »dich im Alltag in deinem Heilungsprozess unterstützen kann.« Sie können sich dieses Geschenk besorgen, kaufen oder sich schenken lassen und wie einen Talisman im Alltag zur Stärkung und zum Mutmachen nutzen.

Das Selbstheilungsrezept ist die Anleitung für wachstumsfördernde und heilsame Schritte im Leben; es ist ein Tor und ein Haltestab für die Etablierung neuer Lebensqualitäten im Alltag. Das Selbstheilungsrezept setzt einen Prozess, eine Entwicklung in Gang; ein »selbstbestimmter Schubs«, wie eine Frau es einmal formulierte. Dadurch erklärt sich, dass die scheinbar kleinen Schritte, wie »täglich den Körper liebevoll eincremen«, eine Lawine für die Qualität Selbstliebe auslösen können, was weitere Sichtweisen, Meinungen und Verhaltensweisen verändert. So ist Selbstheilungsarbeit immer auch gleichbedeutend mit einer Veränderung der Lebensweise.

Während des Verlaufs der Methode Wildwuchs gelangen Sie in einen sehr intensiven Kontakt mit Körper und Krankheit und finden Ansatzpunkte für weiterführende Selbstheilungsschritte.

Die neuen Qualitäten können Sie während des 4-wöchigen Gesundheitstrainingsprogramms in Ihr Leben einbringen, und das, was anfangs eine Aufgabe oder Übung ist, kann sich nach und nach in neue Bestandteile Ihres Alltags wandeln. Die Selbstheilungsprozesse entwickeln sich immer weiter, entfalten sich und es können Veränderungen in Ihrer Lebensweise beginnen — lustvoll und bereichernd.

Vergessen Sie bitte nicht: Während der Schritte in eine neue Lebensqualität werden immer wieder die alten »Gespenster« auftauchen. Frau macht eine Übung, einen Sprung vorwärts, und genau durch diese Bewegung werden die alten Grenzen, Verbote, Ängste wieder spürbar aktiviert. Auf den Sprung vorwärts kommt der Rückschritt. Das ist eine normale Reaktion in der Zeit des Gesundheitstrainingsprogramms.

Eine Frau schrieb mir dazu: »Jetzt, einige Wochen nach dem Aufschreiben meiner Erfahrungen aus der Wildwuchs-Arbeit, hat sich einiges in mir verändert. Schon während des Schreibens habe ich gemerkt, dass es wichtig war, mich noch einmal mit den Reisen und den inneren Prozessen auseinanderzusetzen. Es war zeitweise ziemlich schmerzhaft und ich habe viele Tränen dabei vergossen, habe meine Verzweiflung, Traurigkeit noch einmal ziemlich intensiv erlebt. Die Reisen in meinen Körper haben mir geholfen, mein eigenes inneres Wissen und abgespaltene Teile in mir wiederzufinden. Ich finde, es ist schwer, diese Teile auch wirklich als meine Teile anzuerkennen, und es ist richtig harte Arbeit, sie zu integrieren. Die alten Verletzungen sind tief. Die »inneren Reisen« trugen alle dazu bei, mir näher zu kommen, meine innere Stimme ernst zu nehmen. Was für mich neu und wichtig war, ist die Verbindung der inneren Bilder mit meinem Lebensalltag, die durch das Selbstheilungsrezept entstehen konnte. Die

Wildwuchs-Methode ist für mich eine gute Ergänzung zur Psychotherapie. Und jetzt spüre ich, dass sich innerlich etwas verändert hat. Es ist, als ob ich langsam anfange zu leben, und spüre und erlebe, dass die Gefühle nicht nur schrecklich, schmerzhaft, furchtbar sind, sondern dass ich mich freuen kann. Und die Freude kommt auch wirklich bei mir an, ist innerlich zu fühlen. Das ist so neu und ungewohnt.«

DIE AUSWIRKUNGEN VON SELBSTHEILUNGSARBEIT

Selbstheilungsarbeit verändert das Verhältnis zur Erkrankung!

Das durch die Arbeit neu geschaffene Verständnis der Krankheit bleibt ein nachhaltiges Erlebnis und viele behalten die Bereitschaft, den Körperbeschwerden zuzuhören. Ein schönes Beispiel dafür ist das einer Frau mit Myomen, die sich eine innerliche Zwiesprache mit ihrer Gebärmutter – mit besonders bereichernden Ergebnissen während ihrer Geschäftsverhandlungen im Managementbereich – angewöhnte.

Das Erkennen und Begreifen der Funktion einer Erkrankung führt zu einer veränderten Einstellung gegenüber der Krankheit, die weitere neue Handlungen nach sich zieht, wie beispielsweise bei einer Frau, die ihr Dicksein und die damit begründete Ablehnung ihres Körpers an der Fehlfunktion der Schilddrüse festgemacht hatte. Allein der Gedanke, dass die Schilddrüse vielleicht gar nicht der Grund für ihr Gewicht sein könnte, erfüllte sie mit Schrecken.

Durch die Selbstheilungsarbeit spürte sie die Scham, die sie schon immer ihrem Körper gegenüber hegte und die hinter der Beschuldigung der Schilddrüse lag. Erst durch diese Erkenntnis war sie mit einer genaueren ärztlichen Untersuchung einverstanden.

Für eine andere Frau war das Resultat der Selbstheilungsarbeit, dass ihre Krankheit sie daran erinnert, Ja zum Leben zu sagen: »Krankheit und Leiden waren die Krücke für die Berechtigung meines Daseins. Ich suchte das Leiden, um mich zu fühlen, um zu spüren, wer ich bin. Es war ein Anhaften an Tod und Vergangenheit.«

Besonders bei chronischen Erkrankungen führt die Selbstheilungsarbeit zu einer veränderten Einstellung und Haltung gegenüber der Erkrankung, was die Lebensqualität enorm verbessern kann. Für diese Frauen bewirken die Entspannungs- und Visualisierungsverfahren eine körperliche Entlastung und die Erkrankung erfährt eine positive Zuwendung. Durch den neuartigen inneren Kontakt zum kranken Körper erscheint er weniger feindlich und bedrohlich. In dem Moment, wo die Betroffenen durch die Visualisierungsarbeit ihren Körper von innen heraus neu sehen und mit ihm sprechen können, eröffnet sich ein liebevollerer Umgang mit der Erkrankung, der Lust auf Leben freisetzt, Lust darauf, nicht mehr für realisierbar gehaltene Wünsche und Abenteuer zu verwirklichen.

Selbstheilungsarbeit erweitert das Selbstbewusstsein und die Kompetenz im Umgang mit der Erkrankung!

Körperliche Prozesse in der Selbstheilungsarbeit neu erlebt und ein Stück mehr begriffen zu haben, bedeutet eine gute Stärkung und Stabilität für das Selbstbewusstsein im Krankheitsfalle. Wenn die Entscheidungen von Behandlungen oder Therapie im Kontakt mit dem eigenen Körper innerlich besprochen und damit innerlich geklärt sind, erhöht sich erfahrungsgemäß die Akzeptanz medizinischer Behandlung, was die Gesundungsbereitschaft fördert, beispielsweise wenn eine Frau sich mit ihrem ganzen Körpererleben auf einen operativen Eingriff eingestellt hat. Eine Möglichkeit dafür ist, sich schon vor der Operation als heilsames Bild vorzustellen, wie der Schoß danach »heil« und gesund aussehen wird.

Selbstheilungsarbeit fördert die Liebe zum eigenen Körper!

Es ist einfach schön mitzuerleben, wie Frauen ihren Körper nach der Selbstheilungsarbeit mit neuen Augen betrachten und ihm näherkommen, ihn in seinem Aussehen akzeptieren und einen freundlicheren Blick auf sich selbst entwickeln. Eine Frau erzählte, dass sie auch nach der Zeit des Selbstheilungsrezeptes die Aufgabe beibehalten hat, ihre Brüste täglich liebevoll einzucremen, die sie früher nicht gemocht hatte und die sie auf keinen Fall gerne und liebevoll berührt hätte!

Als einen weiteren großen und wunderbaren Wert der Selbstheilungsarbeit formulieren Frauen, dass die inneren Bilder eine Welt sind, in der sie sich selbst nahekommen können: »Ich kann in mir ruhen, weil ich einen Kontakt zu meinem Körper in den Bildern habe, so wie ich es noch nie erlebt habe.«

Die Visualisierungsarbeit ermöglicht gerade Frauen mit Selbsthass, Scham, Ekel, also Ablehnung ihres Körpers, eine gut zugängliche Erfahrungsebene von Körperlichkeit. Es wird ein neues Erleben des Körpers möglich, das als eine heilsame Sinnlichkeit erfahren wird. Dieses neue Körperempfinden entwickelt sich selbst dann, wenn die Frau in ihrer täglichen Visualisierung lediglich einen Körperbereich besucht. »Die Dimension der Bilder ist eine Welt für Körpernähe«, beschrieb es eine Frau.

Selbstheilungsarbeit aktiviert Selbstheilungskraft und Lebensmut!

Anhand meines eigenen Lebensweges kann ich skizzieren, in welchen Bereichen sich ein veränderter Alltag entfaltete. Diese Veränderungen enthalten Elemente, von denen auch andere Frauen aus ihren Selbstheilungswegen berichten. Meine Geschichte wird also beispielhaft einige Charakteristika von Selbstheilung verdeutlichen.

Im Verlauf vieler Jahre Selbstheilungsarbeit wandelte sich mein Leben nach und nach, Angst machend und lustvoll zugleich. Nachdem ich meine Hormoneinnahme beendet hatte, lernte ich in Selbsthilfegruppen und Einzeltherapie die unterschiedlichsten Wege der Selbsthilfe kennen: das therapeutische Malen der Anthroposophen, Luna-Yoga nach Adelheid Ohlig, Psychodrama und Gestalttherapie, Meditation, Massagetechniken, Heilbäder, Astrologie und Tarot, Traumarbeit, Tantra, Ernährungsumstellung, Fasten. Einige der Methoden erlernte ich selbst, und aufgrund meines Interesses an der Medizin, bildete ich mich in heilpraktischem Wissen aus. Nach etwa fünf Jahren ließ ich bei einem anthroposophischen Gynäkologen erneut einen Hormonspiegel erstellen: Die Werte lagen nach Aussage des Arztes im Bereich des Normalen.

Ich lebe nun seit mehr als zwanzig Jahren ohne die Einnahme künstlicher Hormone und bin seitdem in fast allen Bereichen der Selbsthilfe, die ich kennen gelernt habe, bis zum heutigen Zeitpunkt regelmäßig aktiv. Angesichts meiner damaligen Erkrankung habe ich mich verpflichtet, auf diese Lebensqualität zu achten.

Selbstheilungsarbeit ist auf verschiedensten Wegen möglich, und auch die Erfahrungen anderer Frauen zeigen, dass das Nutzen von unterschiedlichen Therapien einen ganzheitlichen Umgang mit der Erkrankung bewirkt.

Eine weitere wichtige Veränderung in meinem Leben war eine gesundheitsförderliche berufliche Neurorientierung. Kurze Zeit nach dem Entschluss, Selbstheilungswege zu finden, kündigte ich meine damalige Arbeitsstelle, um einen beruflichen Wirkungskreis zu finden, der mehr mit meinen eigenen Interessen und Bedürfnissen zu tun haben sollte. Ich hatte mich mit alter Frauengeschichte auseinandergesetzt, mit den alten Zeiten der Matriarchate und mit der Zeit der Hexen. Ich hatte von den Beginen gelesen, die als ursprünglich freireligiöse Frauenlebensgemeinschaften im europäischen Raum wirtschaftlich selbständig waren und sich sozial engagierten.

Wichtig war für mich diese alte Frauengeschichte angesichts der Frage, wie sich weibliche Kompetenz im Wissen um Körper und Krankheit entwickelte. In meine individuelle Suche nach Wissen und Selbsthilfe für meinen Körper bezog ich das historische Wissen mit ein. Schließlich formte sich mein Entschluss heraus, selbständig im Bereich Gesundheitsförderung tätig zu sein. Als Soziotherapeutin für lebensgefährlich und chronisch Erkrankte gründete ich 1991 ein Beratungs- und Ausbildungsinstitut für Selbstheilungsarbeit, das Institut Angelika Koppe und Partnerinnen.

Nicht zuletzt ist meine Spiritualität, mein stärker werdendes Vertrauen in die Welt und das Zunehmen meiner Verbundenheitsgefühle mit der Natur und dem Leben auf dieser Erde ein weiteres Geschenk, das meinen Alltag verändert hat.

Viele Frauen, die ich zu ihren Selbstheilungswegen interviewt habe, berichten, dass ihr Weltvertrauen, ihre Verbindung zur Natur und damit ihr Eingebundenheitsgefühl sich in und mit ihrem Selbstheilungsprozess entwickelt haben. Diese neue Spiritualität sehen sie als ein großes Geschenk an!

In ihrer Gesamtheit haben diese beschriebenen, grundlegenden Veränderungen in meinem Lebensalltag bewirkt, dass ich heute als Selbstheilungs-Beraterin die Frau bin, die ich damals für meine Begleitung gebraucht hätte.

FRAUENERKRANKUNGEN IM SPIEGEL INNERER BILDER

Vor einigen Jahren habe ich eine eigene Forschungsarbeit zu frauenspezifischen Lebensthemen in Krankheitsprozessen mit der Fragestellung begonnen: Gibt es gemeinsame Themen von Frauen, die beispielsweise unter Beschwerden mit Myomen leiden oder an der Schilddrüse oder an Endometriose erkrankt sind?

Die hier geschilderten Beobachtungen stammen aus Einzelberatungen und aus länger andauernden Arbeiten mit Gruppen. In einer Gruppe arbeiteten ausschließlich an Endometriose erkrankte Frauen gemeinsam an ihrem Selbstheilungsprozess. In einer weiteren Gruppe die an der Schilddrüse erkrankten Frauen und in der nächsten Frauen mit Körpergebilden wie Myomen. Mich interessierte, ob der Körper mit vergleichbaren Körperprozessen auf bestimmte Lebensthemen und spezifische Unausgewogenheiten aufmerksam macht, und eine spezielle Frauenerkrankung jeweils bestimmte, neu zu entwickelnde Lebensqualitäten nachfragt und somit verallgemeinernde gesundheitsförderliche Schritte, beispielsweise für Myome, erkennbar sind.

Die Beobachtungen habe ich in verschiedene Bereiche geordnet und ausgewertet. Dabei ging es nicht um eine wissenschaftliche Kategorisierung, sondern um die Frage nach den wichtigen Ansätzen für gesundheitsförderliche Veränderungen in weiblichem Denken und Handeln.

Meine Forschungen galten der Suche nach der Frauen-Macht, also was Frauen für eine heilsame Lebensweise selbst tun und machen können. Die dem Körperphänomen Krankheit zugrunde liegende Sichtweise war, diesen Körperausdruck als Hinweis und Herausforderung für die weitere Persönlichkeitsentfaltung und ein erfülltes Leben zu nutzen.

Diese Betonung ist mir aus zwei Gründen wichtig: Zum einen halte ich es nicht für unproblematisch, im Bereich individueller Krankheitsgeschehen zu kategorisieren und dadurch einem Kästchendenken Vorschub zu leisten, das zur Stigmatisierung erkrankter Menschen beiträgt. Des Weiteren weiß ich von der Problematik verallgemeinernder Aussagen über Persönlichkeitsprofile, wie etwa bei Krebserkrankung oder bei anderen psychosomatisch deklarierten Krankheitsbildern, die auch das Forcieren von Allmachts-Gedanken bewirken, da sie dem natürlichen und menschlichen Kontrollbedürfnis entgegenkommen: Wenn ich mich so und so verändere, dann kann ich gesund werden ...

Die Kehrseite dieser Sichtweise ist die Schuldzuweisung für das Entstehen von Krankheit an die erkrankte Person: Weil du deine Weiblichkeit nicht richtig lebst, bestraft dich dein Körper durch die Erkrankung. Auch wenn sich dieser Satz extrem anhört, so fasst er doch das Glaubensmuster vieler Frauen zusammen, die einen neuen Umgang mit Körper und Krankheit beginnen.

Schuldzuweisungen sind eine Achillesferse von Frauen und können zerstörerische Auswirkungen auf das Selbstwertbewusstsein und die Selbstachtung mit negativen Konsequenzen für die Handlungslust und den Tatendrang haben.

Wie aber kann eine Umsetzung erfolgen, ohne dass weitere Allmachtsfantasien über Gesundung und Schuldzuweisungen in die Welt gebracht werden und gleichzeitig ein Austausch über Deutungen und Thematiken von Frauenerkrankungen angeregt wird?

Dazu möchte ich das vergleichende Beispiel der Körperlandschaft heranziehen. Wenn die Erkrankung auf das Verhalten der Hüterin der Landschaft zurückgeführt wird, so würde das bedeuten, dass die Hüterin zu viel oder zu wenig oder zu den falschen Jahreszeiten in einem Landschaftsbereich tätig war. Sie ist schuld an den Zuständen im Garten.

Die Sichtweise der Methode Wildwuchs erkennt die Verhältnisse der Gartenlandschaft als historisch, gesellschaftlich, familiär und natürlich bedingte Wirkungseinflüsse an, in und durch die die Gartenlandschaft mit hervorgebracht wird. Die Verantwortlichkeit der Hüterin liegt darin, wie sie – unbewusst oder bewusst – in der Gartenlandschaft agiert. Wenn sich eine Erkrankung zeigt, ist die Ausgangsfrage für eine Selbstheilungsarbeit, wie die Hüterin mit diesem Erkrankungszustand umgehen wird:

- Welche Einstellung und Haltung hat sie der Erkrankung gegenüber?
- Welche Beziehung entwickelt sie zu Körper und Krankheit?

An diesem Punkt hat die Hüterin der Landschaft die Wahl. Es ist der Scheidepunkt, an dem sie die Entscheidung über Beratungs-, Therapie-, Behandlungs- und Selbsthilfemöglichkeiten, also über den praktischen Umgang mit Körper und Krankheit, trifft.

Auch bei der Wahl ihrer Mittel ist die Hüterin eingebunden in die gesellschaftlich verbreitete Sichtweise von Körper und Krankheit, die mit entsprechenden Angeboten des Gesundheitswesens verknüpft ist. So gibt es beispielsweise bisher nur ansatzweise eine Akzeptanz von ganzheitlichen Heilverfahren, was sich an der mangelnden Übernahme der Kosten durch die Krankenkassen in Deutschland zeigt. Die die Gartenlandschaft umgebenden Landschaften bilden das Umfeld, in dessen Rahmen die Hüterin ihre Einwirkungsmöglichkeiten finden und durchführen kann.

Eine Schlussfolgerung aus dieser Sichtweise ist, dass Krankheit und Heilung nicht nur individuell-isoliert angesehen werden und sich gesundheitsförderliche Maßnahmen nicht nur auf die individuelle Lebensgestaltung beziehen können. Für Prävention und Gesundung im Bereich der Frauenerkrankungen sind auch gesellschaftspolitische Änderungen notwendig, die heilsame Lebensbedingungen in ideologischer, sozialer, ökologischer und spiritueller Hinsicht fördern.

Krankheit und Gesundungsprozess stehen in einer komplexen Verbundenheit zu körperlichen, psychisch-seelischen und gesellschaftlichen Bedingungen. Für die Selbstheilungsarbeit ist das Begreifen einer Erkrankung insoweit wichtig, um eigenmächtig heilsame Selbsthilfeschritte für den weiteren Lebensweg finden zu können. Ich empfehle Ihnen deshalb, das folgende Kapitel mit den Augen einer Hüterin zu lesen, die Anregungen für gesundheitsförderliche Gedanken und Handeln sucht.

In diesem Kontext habe ich meine Beobachtungen zu verschiedenen Aspekten von Frauenerkrankungen zusammengestellt. Bestärkt hat mich darin eine Frau, die nach einem Vortrag auf einem Endometriosekongress meinte, dass sie es als heilsam empfunden habe, ihre eigenen individuell erscheinenden Probleme in Zusammenhang mit der Erkrankung zu sehen, und zu erfahren, dass sie diese schwierigen Lebensthemen mit anderen Frauen teilt.

Die folgenden Thesen sind eine Anregung zur Reflexion von heilsamen Lebensweisen, unabhängig von den Ursachen einer körperlichen Beschwerde oder Erkrankung. Die Methode Wildwuchs ist in ihrer Eigenschaft, Anleitung eines Selbstheilungsprozesses zu sein, auch gleichzeitig eine Methode zur Erforschung von Krankheit. Ich stelle Ihnen die Betrachtungsweise anhand von zwei Beispielen aus der Selbstheilungsberatung zur Erkrankung Endometriose und zu Myomen vor.

ENDOMETRIOSE

Der Name leitet sich vom Begriff Endometrium ab. Das Endometrium ist die Gebärmutterschleimhaut, die in der Gebärmutterhöhle gebildet und jeden Monat während des Menstruationszyklus ausgestoßen wird. Befindet sich diese Schleimhaut (Endometrium) außerhalb der Gebärmutter an anderen Körperstellen, wird sie als Endometriose bezeichnet. An diesen Stellen entwickelt sich das Endometriosegewebe zu krankhaften Veränderungen an den befallenen Organen wie Zysten oder Gewächsen.

Endometrioseherde sind gesundes Gewebe, das sich außerhalb des normalen Platzes angesiedelt hat. Im Gegensatz zur Gebärmutterschleimhaut kann das außerhalb der Gebärmutter zu findende Endometriosegewebe den Körper nicht verlassen. Das Resultat sind innere Blutungen, Degeneration des Blutes und des Gewebes, das von den Endometrioseherden abgestoßen wird; es entstehen Entzündungen der umgebenden Bereiche, und es bilden sich Narben und Verwachsungen.

Abhängig davon, wo die Herde sind, können weitere Komplikationen, wie ein Platzen der Endometrioseherde (wodurch Endometriose in neue Bereiche verbreitet werden kann), Verwachsungen, Darmblutungen oder Darmverschluss (bei Herden im Darm), Blasenstörungen (bei Herden an oder in der Blase), und andere Beschwerden (Schmerzen beim Geschlechtsverkehr) entstehen.

Diese Krankheit ist in ihren Erscheinungsformen sehr unterschiedlich (Grad der Verwachsungen, Zystenbildung), ebenso in ihrer Schmerzhaftigkeit. Manche Frauen mit vielen Verwachsungen im Bauchraum bemerken keinerlei Symptome, andere Frauen, bei denen kleine Schleimhaut-Herde diagnostiziert wurden, haben immense Schmerzen. Die Ursachen von Endometriose sind noch weitgehend unbekannt. Es gibt bisher lediglich verschiedene Theorien zu ihrer Entstehung. Die schulmedizinischen Behandlungsweisen sind Operation und Hormontherapien. Mittlerweile gilt die Endometriose als chronische Erkrankung, die am sichersten durch eine Bauchspiegelung diagnostiziert werden kann.

In der Selbstheilungsarbeit nach der Methode Wildwuchs ist es möglich, das komplexe Geschehen dieser Erkrankung von einem anderen als dem bisher benannten Blickwinkel aus zu beleuchten. Eine besonders aufschlussreiche Sichtweise bieten die Bilder der Visualisierungen »Frauenerkrankungen im Spiegel innerer Bilder«.

Endometriose ●●●

Hier die Dokumentation der Beratung mit einer an Endometriose erkrankten Frau:
●●● Die 40-jährige Shiatsu-Therapeutin kam zur Beratung aufgrund der Diagnose Endometriose. Bei einer Operation etwa eineinviertel Jahre zuvor war ein sehr großer, gutartiger Tumor sowie eine Endometriose-Zyste entfernt und weiteres Endometriosegewebe im Beckenraum entdeckt worden. Genau ein Jahr später wurde erneut ein etwa zehn Zentimeter großes zystisches Gewebe hinter der Gebärmutter diagnostiziert. Der Arzt vermutete Endometriose oder Eierstockkrebs. Einige Monate zuvor war ein Tumor an der Schilddrüse punktiert worden.

Im Vorgespräch erzählte die Frau aus ihrer Lebensgeschichte, dass sie etwa achtzehn Monate vor der Diagnose eine Trennung von ihrer Liebespartnerin erlebt hatte und etwa sechs Monate vor dem Auftreten der Endometriose-Beschwerden ihre Schwester lebensbedrohlich erkrankte. Dass Endometriose etwa ein bis zwei Jahre nach einem gravierenden Verlust Schmerzen zu bereiten beginnt, ist mir bei der Beratung von Endometriose-Frauen häufig begegnet. Die Frau kam mit dem Wunsch, durch die Beratungsarbeit in ihren Selbstheilungsbemühungen unterstützt zu werden. Sie wünschte sich zu wissen, was der Körper ihr durch die Erkrankungen denn sagen wolle. Dabei interessierte sie besonders der Zusammenhang zwischen der Schilddrüsenerkrankung und der Endometriose. Nach dem Vorgespräch entschieden wir uns für eine gemeinsame Arbeit nach der Methode Wildwuchs.

Diese Frau berichtete nach Abschluss des Beratungszyklus von ihrem Selbstheilungsprozess: »In der ersten inneren Reise zur Körpererkundung finde ich einen vertrauten sicheren Ort auf dem Sofa meiner Freundin. Ich schaue mich um. Zedernduft kommt aus dem Essraum, Farbgeruch aus ihrem Atelier. Ich höre ein Auto auf regennasser Straße über den Asphalt fahren. Draußen ist es dunkel. Ich fühle mich wohl. Auf die Anweisung hin, ein Selbstbild von mir zu visualisieren, sehe ich mich in meinem gelben Lieblingsshirt, braungebrannt vom Urlaub und mit strahlenden Augen. Ich finde mich schön.

Danach schrumpfe ich zu einem kleinen Wesen und klettere auf meinem Körper herum, hüpfe und springe über Bauch, Kopf, Gesicht, lustig lachend. Mein Weg in den Körper führt mich durch meine Vagina in die Gebärmutter, vorbei an der Klitoris und an den Venuslippen. Die Gebärmutter ist feucht. Ich wandere über den schmalen Eileiter in den

Bauchraum hinein und dort entdecke ich ein großes weißes Gebilde links hinter der Gebärmutter, aber ohne Verbindung zu ihr. Das Gebilde ist klar umrandet, rund, fühlt sich fest an. Ich nehme auch die Bauchdecke wahr – rot und feucht-warm. Rechts kann ich Verwachsungen sehen: Es sind feste Stränge, wie elastische Bänder. Ich habe den Gedanken an Lianen ... und sie fühlen sich warm an, weicher als das Gebilde. Hier an diesem Ort ist zu wenig Platz, es fühlt sich zu eng an! Ich versuche das große Gebilde wegzuschieben, ziehe daran herum, aber ich kann es nicht verrücken. Ich breche ein Stück davon ab, als ich mich von diesem Ort verabschieden soll, und stecke es in meine Hosentasche.

Als die Frage gestellt wird, was dieser Ort braucht, was dem Ort fehlt, weiß ich: Dem Ort fehlt Bewegung, und zwar die Bewegung im Kreuzbeinbereich, die beispielsweise durch das Rotieren des Beckens entsteht oder auch beim Fahrradfahren. Die Durchblutung dieses Ortes muss angeregt werden durch Luna-Yoga, Massage, Shiatsu. Dieser Ort braucht Energie, Sauerstoff, Wärme, und zwar Energie von der Wirbelsäule aus. Da muss etwas in Fluss kommen.

Nach diesen Informationen führt die innere Reise weiter in den Schoß, in den Raum meiner weiblichen Organe, und da ich ja schon dort bin, schaue ich mir diesen Raum genauer an. Zum Abschied streichle ich dann die Gebärmutter, streichle auch von innen die große Operationsnarbe ganz zart, berühre die Verwachsungen.

Der Weg im Körper führt nun weiter zu einem anderen wichtigen Ort, zu einem Ort, der wichtig ist für meine Erkrankung. Mein Herz zieht mich jetzt magisch an, ich bewege mich in diese Richtung. Ich sehe das Herz kraftstrotzend, knallrot, es pulsiert kräftig und ich freue mich darüber. Viele Adern führen vom Herzen aus in alle Richtungen und bringen das Blut mit Nährstoffen, mit Energie in den unteren Bauch; die Verbindung in den Schoß kann ich aber nicht genau sehen. Das Blut fließt zum Herzen hin und wieder weg. Es ist ein Austausch, schön anzusehen und kraftvoll.

Auf die Visualisierungsanleitung hin, an diesem Ort meine Krankheit Gestalt annehmen und als ein Symbol sichtbar werden zu lassen, kann ich etwas Weißes erkennen, unklar, unscharf, schemenhaft. Zunächst sieht es aus wie eine Zyste, die sich in verschiedene Meerestiere verwandelt – in einen Fisch, Wal, Delphin ... Ich frage diese Gestalt: Wer bist du, was willst du mir sagen? Die Antwort ist, dass das Meerestier meine Fische-Mondin ist (Mondstellung aus dem Horoskop der Frau), die sich hinter der Gebärmutter im hintersten Eckchen des Beckens verkrochen hat. Ich bin ganz gerührt von diesem Bild.

Zum Abschied hat sich das, was ich von der Endometriose in die Hosentasche gepackt habe, in eine Mondsichel umgeformt und ich nehme es mit nach draußen, heraus aus meinem Körper. Bevor ich den Körper verlasse, streichle ich noch einmal meine Operationsnarbe und als ich wieder an meinem sicheren Ort bin, streichle ich die Narbe und meinen Bauch auch von außen. Ich brauche Zärtlichkeiten für meinen Körper, einen liebevollen Umgang mit meinem Körper.

Nach der inneren Reise musste ich besonders an das eindrückliche Bild von der zusammengekauerten Gestalt in meinem Schoß denken: Das Symbol der Mondsichel steht für Gefühle, Psyche, Sensibilität, Empfänglichkeit, Empfindlichkeit, Weinen, Fließenlassen von Gefühlen. Ich war so sehr berührt von dem Bild, habe die Trauer gespürt über meine ungeweinten Tränen, über die völlige Überforderung und darüber, wie stark ich meine Gefühle zurückgehalten habe. Die Verluste und Abschiede in den letzten drei Jahren waren ziemlich viel für meine Psyche und die Gestalt hatte mir signalisiert: Ich komme nicht mehr mit.

Nach Abschluss der Visualisierung schrieb ich die Bilder dieser inneren Reise auf, habe dazu gemalt, mit einigen Freundinnen darüber geredet, und an dem folgenden Beratungstermin konnte ich als wichtiges Thema erkennen: sich dem Leben zu stellen – mit all seinen Konflikten und Auseinandersetzungen, mit all der Herausforderung und Arbeit. Und mitten darin ich, mit meinen Bedürfnissen, Gefühlen, Wünschen.

Mir wurden in diesem Zusammenhang alte Glaubenssätze klar, nach denen ich lebte und die mich beschränkten: Das Außen ist bedrohlich und überschwappt mich. Ich muss ums Überleben kämpfen. Ich bin schutzlos gegenüber dem Außen, wie ein rohes Ei. Wut ist gefährlich, wird heftig bestraft! Wenn ich meine Wut ausdrücke, hat das lebensbedrohliche Auswirkungen.

In dieser Sitzung der Analytischen Visualisierung ging ich mit meiner Aufmerksamkeit noch einmal in mein Körperinneres. Zu Beginn der inneren Reise spürte ich, zu welchem Körperbereich sich meine Aufmerksamkeit hin orientierte: stark anziehend wirkte der Bereich von Schultern, Nacken und Hals. Schließlich war es der Kehlkopf, den ich vorsichtig berühren konnte. Die Stelle fühlte sich warm und pulsierend an, ein leichtes, wie aufgeregtes Zittern entstand unter der Berührung. Ich tastete mich mit meiner Vorstellung durch die Haut, konnte Adern und Muskeln erkennen und legte dann drei Halswirbel mit den Fingerspitzen frei.

Die Farbe der Wirbel war beige und ich konnte den Kehlkopfknochen erkennen; er fühlte sich warm und trocken an. Als ich mich dem Knochen näherte, spürte ich, dass er ganz traurig war, zitterig vor Trauer, und ich musste weinen. Ich befragte den Knochen über die Endometriose, aber er wusste nichts über die Erkrankung im Bauchraum. Er konnte die Energie im Bauchraum erspüren und beschrieb diese als graue wellenartige Schwingungen. Der Kehlkopfknochen weiß, dass das Becken energetisch mit dem Hals in Verbindung steht und dass die Krankheitsthematik irgendwie damit verbunden ist. Nach diesem Kontakt wandte ich mich meiner Schilddrüse zu, wollte sie mir anschauen: Ich nahm sie wie durch einen Nebelschleier wahr – die linke und die rechte Schilddrüse sahen jeweils gelblich in der Farbe, kräftig und gesund aus.

Am Schluss der Visualisierung sah ich alle Bereiche im Körperinneren, die ich einzeln besucht hatte, noch einmal: die gelbliche Schilddrüse, den Schoß mit der Gebärmutter und der Erkrankung sowie das Herz. Auf die Frage, was meinen Heilungsprozess unterstützt, erhalte ich zwei Informationen durch die inneren Bilder: Als Bild für die innere heilungsförderliche Kraft zeigten sich vom Herz ausgehende Adern, die in den Bauch führten, sich immer mehr verzweigten und verästelten bis hin zum Edometriosegewebe. In diesen Bahnen floss Blut mit dem darin enthaltenen Sauerstoff und den Mineralstoffen – Lebenssaft – und wieder zurück zum Herz.

Ein weiteres Bild zeigte, was mir von außen gut tun wird: Ich sah einen gelben Schal, der meinen Kehlkopfbereich schützte; sah eine Wärmflasche auf meinem Bauch und eine Tasse dampfenden Kräutertee, den ich trank. In dem heilsamen Prozess floss das heiße Getränk über die Blutbahnen in den Schoß und versorgte das Gewebe mit dem Heiltrunk. Am Ende konnte ich meinen gesunden Bauch erkennen mit der Gebärmutter in der Mitte zentriert und mit runden, wohlgeformten Eierstöcken. Ich war völlig erleichtert bei dem Anblick dieses Bildes, ich konnte aufatmen und die Verspannungen im Schulter- und Nackenbereich sowie auch im Bauch lösten sich.

Die letzte innere Reise ging zur *Weisen Alten*, um den Ersten Lösungs- oder Heilungsschritt zu finden: Nach der Entspannung fand ich einen Ort der inneren Freiheit am Meeresstrand. Ich spürte diese Landschaft ganz sinnlich für eine Weile … Ich treffe die Weise Alte in einer Höhle. Sie trägt einen spitzen, hohen, schwarzen Hut, steht neben einem Feuer und rührt in einem Suppentopf. Meine wichtigste Frage war: Was muss ich tun, damit ich meine Gefühle und Bedürfnisse spontan herauslasse? Erst zeigt sich gar nichts, aber allmählich konnte ich meinen eigenen Schatten als Bild erkennen. Ich muss mich trauen, über meinen Schatten zu springen!

Das nächste Bild war ein Bild meiner Kraft: Ich sah mich selbst, wie ich stärker werde, mutiger. Das dritte Bild, das zum *Ersten Lösungs- oder Heilungsschritt* gehört, zeigte eine Freundin und ich wusste sofort: Es geht darum, Kontakte zu halten, in Kontakt zu bleiben und wieder in Kontakt zu kommen. Ich sehe in dem Bild, wie ich diese Freundin erst anrufe und sie dann treffe. Es ist wichtig, mich meiner Schatten-Angst zu stellen, meiner Angst vor Verletzungen und Angriffen bei konfliktreichen Begegnungen.

Nachdem ich alle Bilder verabschiedet habe, verabschiede ich mich auch von der *Weisen Alten*, indem ich sie umarme. Als Geschenk, das eine Unterstützung für meinen Selbstheilungsweg im Alltag sein kann, gibt sie mir ein mondsichelförmiges Gebilde mit, das leuchtet wie ein Halbedelstein.

Aus diesen Reisen ergab sich ein Selbstheilungsrezept als Gesundheitsprogramm für vier Wochen:

- Visualisierung aufschreiben und dazu malen
- Glaubenssätze beachten und loswerden
- Heilsame Visualisierung
- Wortspiel zu Wut – Schutz – Schatten – Zyste
- Denkaufgabe: Welchen Sinn hat das Überlebenskampfmuster?
- 1-mal täglich: Bewegung (Radfahren, Wandern oder Massage)
- 2-mal pro Woche: Bauch und Hals wärmen
- Und: Wut-Training für mich allein (schlagen, schreien)
- Kontakt zu zwei Freundinnen aufnehmen und in dem Treffen die Schatten der Angst merken und beobachten
- Geschenk der Alten besorgen – finden – sich schenken lassen

Die wichtigste Erfahrung in der Umsetzung dieses Rezepts in meinen Alltag bestand in der Entwicklung einer neuen Haltung mir selbst gegenüber, und diese lautete: Ich bin mir wichtig. Die inneren Bilder waren sehr zentral für mich in der damaligen Zeit, in der ich auch mit anderen Methoden und Therapien für mich sorgte. In meinen täglichen Visualisierungen zeigten die inneren Bilder immer genauer, wie der heilsame Prozess in meinem Inneren verlief:

27.1. Ich sehe wieder, wie das Blut das Endometriosegewebe, die Gebärmutter und die Verwachsungen versorgt. Diese Versorgung wirkt wie ein System eines Nährstoff-Transportes: Es werden verschiedene Stoffe hin- und wegtransportiert. Ich sehe meine Leber als eine Kraftquelle: Kleine Stückchen des weißen Endometriosegewebes fließen über die Blutbahn in die Leber und die »Leberfabrik« löst das Gebilde auf; in der Leber geschieht die Verarbeitung, die Reinigung. Als äußere Hilfe für einen heilsamen Prozess sehe ich in einem Bild, wie ich Mineralstoffe und Vitamine einnehme. Als ich dann mit meiner Vorstellung aus dem Körper herausgehe, stecke ich mir wieder ein Stück von dem Weißen in die Tasche und nehme es mit.

28.1. Das weiße Gebilde steht für »Lebensbedrohung« und als ich heute wieder etwas davon in die Tasche stecke, entdecke ich dahinter die Gestalt der gelben Mondsichel. Die Mondsichel symbolisiert Gefühle, Leben und Lebensfreude, Wut, Kreativität und Spontaneität und hat sich in der hintersten Ecke vor der Lebensbedrohung verkrochen. Sie ist ein Symbol für meine konservierten, eingeschlossenen Gefühle. Ich kann visualisieren, wie das weiße Gebilde, also die Lebensbedrohung schrumpft, immer kleiner wird. Ich begreife allmählich innerlich, dass diese Lebensbedrohung alt ist, uralt. Heute ist der Ort der Kraft meine Lunge. Sie versorgt das Blut mit Sauerstoff und ich sehe, wie das Blut den Bauchraum mit Sauerstoff und Nährstoffen versorgt. Als äußere Hilfe sehe ich, wie ich Basensalz zu mir nehme und Urin mit einem Teststreifen teste.

29.1. Ich stecke wieder etwas von dem Weißen in meine Hosentaschen. Heute wird die gelbe Mondsichel noch sichtbarer und kommt zum Vorschein. Der Kraft-Ort ist die Gallenblase. Es geht um Wut. Ich weiß intuitiv, ich muss meine Wut herausbringen – auch die alte, in meinem Inneren vergrabene Wut, und muss sie durch meine Kehle, durch Sprache herauslassen. Die Mondsichel ist mit dem Kehlkopfbereich, mit der Schilddrüse verbunden.

30.1. Ich stecke wieder etwas von dem Weißen in die Hosentaschen und die gelbe Mondsichel ist jetzt ganz sichtbar. Und plötzlich entdecke ich in dem Inneren des weißen Gebildes eine Zyste, die gefüllt ist mit Flüssigkeit: Ich kann zum ersten Mal unterscheiden, dass das weiße Gebilde zum einen aus Gewebe besteht und zum anderen in der Mitte die Zyste hat. Die inneren Bilder zeigen, wie die Zystenflüssigkeit über die Blutbahnen in die Nieren läuft und dann über die Blase ausgeschieden wird. Die Zyste verkleinert sich. Ich soll Nierentee zur Unterstützung der Nierenfunktion trinken. Zum Abschluss dieser Visualisierung sehe ich meine gesunde Gebärmutter und meine Eierstöcke, die wieder schön herausgeformt sind.

Meine täglichen Visualisierungen verliefen in den nächsten Tagen so weiter, dass die gelbe Mondsichel immer größer wurde und die weiße Zyste mehr und mehr verdrängte. Eines Tags verband sich die Mondsichel mit dem Herzen und zusammen »flatterten« sie durch die Kehle nach draußen. Ich habe mich selbst als Person gesehen, wie ich meine Gefühle in die Welt hinausgerufen und laut verkündet habe, was ich will, wen ich liebe. Im Laufe der Zeit verschrumpelten das Weiße und die Zyste wie zu einem schlaffen Luftballon, den ich in meiner Vorstellung endlich ganz in die Hosentasche stecken konnte. Auch meine Verwachsungen im Bauchraum kamen in den weiteren Visualisierungen vor: Für die Auflösung der Verwachsungen zeigten die Bilder, dass die Leber als Kraft-Ort wichtig ist und wie ich Vitamin E zu mir nehme; das Vitamin wird im Blut zu den Verwachsungen transportiert und löst diese auf.

Nach gut 14 Tagen Visualisierungsarbeit sah ich als heilsames Bild, dass die gelbe Mondsichel im ganzen Bauchraum erstrahlt; meine weiblichen Organe sind eingehüllt in dieses Licht, geschützt und geborgen. Mit Hilfe der Kraftquelle im Kehlkopf- und Schilddrüsenbereich kann ich jetzt Nein sagen, kann ich meine Bedürfnisse und Wünsche aussprechen, sagen, was ich möchte. Und ich kann sagen, was ich nicht möchte, kann mich bei Bedrohungen und Angriffen von außen verbal wehren. Als gesunde Frau kann ich meine Lust und meine Liebe leben.

In den folgenden Monaten arbeitete ich weiter an den Punkten, zu denen mich die Aufgaben des Selbstheilungsrezeptes geführt haben. Außer den neuen Erfahrungen mit meinem inneren Wissen erprobte ich neue Verhaltensweisen, um meine Bedürfnisse und Gefühle, besonders die der Trauer, Wut und Liebe, in mein Umfeld zu bringen. Andere wichtige Therapien waren das Fasten, die Umstellung meiner Ernährung auf Basenkost, Vitamine, Mineralien, Massagen. Nach einigen Monaten wurde bei einer Kontrolluntersuchung der über 50-prozentige Rückgang des Endometriosegewebes diagnostiziert. Drei Monate später brachte der ärztliche Befund die Information von einer erneuten Zystenbildung am Endometriosegewebe. Für mich stehen sie höchstwahrscheinlich im Zusammenhang mit alten konservierten Gefühlen aus meiner Kindheit, die mir schmerzlich bewusst wurden.

Mein bisheriger Selbstheilungsweg brachte immer wieder auch Zweifel, bedrohliche Diagnosen und Hoffnung. Und letztendlich die Gewissheit, dass ich meinen Gefühlen, meinen inneren Bildern, meinen Bedürfnissen vertrauen kann.«

Dieses Beispiel macht die Dimensionen nachvollziehbar, in denen das Krankheitsgeschehen sich ein Stück mehr aufschlüsselt und Anhaltspunkte für Selbsthilfeschritte gefunden werden. In diesem Verständnis habe ich die Erfahrungen aus mehr als fünfzig Beratungen mit an Endometriose erkrankten Frauen auf Gemeinsamkeiten in den folgenden Bereichen untersucht:

- Innere Bilder von Endometriose
- Lebensthemen von Endometriose erkrankten Frauen
- Qualitäten der gesundheitsförderlichen Schritte

Innere Bilder von Endometriose

Die Beispiele von inneren Bildern der an Endometriose erkrankten Frauen stammen aus der Visualisierung *Körpererkundung*, die als erste Visualisierung im Verlauf der Methode Wildwuchs der Eigendiagnose von Körper und Krankheit dient:

Frauen mit Endometriose sehen häufig ihren Schoß – den Raum der weiblichen Organe – als ungemütlich-kühle Grotte. Es entsteht der Vergleich, sich wie in einer Kanalisation zu fühlen. Fast schon typisch ist die grau-dunkle Farbe, die feucht-kalte Atmosphäre, die im Becken wahrgenommen wird. Bereiche im Beckenraum werden als muffig-faulig beschrieben, und der muffige Geruch von altem Blut wird wahrgenommen. Der Ort wirkt unheimlich, bedrohlich. Dazu gehören Gefühle der Ungeborgenheit, von Wut, Ekel, Angst, Trotz und Assoziationen vom Tode dieses Bereiches: »Es ist ein Stückchen tot in mir, es lebt sich nicht positiv.«

Die versprengte Schleimhaut wird gesehen als: Bläulich-Kaltes, das auf den verschiedenen Organen im Beckenraum sitzt; oder als schwammartiges Gewächs mit einzelnen piksenden Spitzen, die frau nicht berühren kann; oder als knubbeligwulstige, gallertartige Masse, kalt und glitschig mit dunklen Strängen der Verwachsungen umgeben. Die Verwachsungen sind bläulich-rot, sehnig, angespannt, trocken und fest, manchmal wie gummiartige Schnüre, assoziiert mit Lianen, oder wie Hautfetzen, im Bauchraum herumhängend oder auf Organen, glibberig-feucht-warm. Die Gebärmutter wird wie eingepanzert, vergrößert und dick gesehen; oder sie ähnelt einem grauen Stein, und zu ihr gehören dann kleine, weiche Endometriose-Teilchen. Manche Frauen sehen ihre weiblichen Organe wie aus weißem Eis.

Schon in dieser Körpererkundungsreise können durch die Art der Bilder bestimmte Lebensthemen ins Bickfeld gerückt werden. So war bei einer Frau der eigentliche Ort der Krankheit die Eierstöcke, und dort begegnete sie dem Bedürfnis nach Schwangerschaft. Von diesem Ort des Bedürfnisses aus war die Endometriose als Dunkles und Kühles im gesamten Becken zu sehen; als symbolisches Bild für die Krankheit. Das negativ besetzte Bild war dann das Bild der eigenen Mutter als Fratze.

Lebensthemen der an Endometriose erkrankten Frauen

Als häufigste Lebensthemen haben an Endometriose erkrankte Frauen in der Beratungsarbeit die folgenden Themen für sich erarbeitet. Für sich betrachtet kennen die meisten Frauen diese Lebensproblematiken. In der Zusammenstellung und Häufigkeit sind diese Themen doch sehr spezifisch für die Endometriose-Erkrankung:

- Eine zerstreute, zerteilte Lebensweise, so wie sich die Gebärmutter zerteilt, und die Teile sind bei anderen (Leuten). Es herrscht ein Lebensgefühl der Konturlosigkeit. Die Frauen fühlen sich in ihrer Persönlichkeit zerrissen, zerstückelt.
- Oder eine Lebensweise mit dem Gefühl eines Knoten- oder Kugel-Daseins als Gegensatz zur Zerrissenheit wird geführt. Das Thema Einkapselung spielt dabei eine große Rolle. Die Frauen benennen das als verschlossene Energien in sich. In der Verkapselung werden alte Erlebnisse und Gefühle aus der Kindheit aufbewahrt, wie Verletztheit, Hass, Wut. Teile vom Leben sind wie eine dunkle Nische, die – auch wenn sie die Lebensenergie eingrenzt, behindert und einsam macht – doch Schutz, Halt und Bindung bedeutet.

Diese Lebensweisen beinhalten Gefühle wie:

- Einsamkeit, Unverbundenheit, eine Art Nicht-geerdet-Sein, mit diffusem Körpergefühl und lediglich schwach ausgeprägten Wünschen.
- Die Belastung durch unverarbeitete Verluste und Trennungen, Leistung bringen müssen durch und im Beruf, ständig in Bewegung – in Hochspannung – leben.
- Lust darf nicht gelebt, Wut nicht ausgedrückt und nach außen gebracht werden, sondern wird im Bauch mit sich herumgeschleppt.
- Frausein war als Identität nicht existent oder wurde hauptsächlich als schrecklich erlebt; sehr oft sollte das Mädchen ein Sohn sein.
- Rebellion gegen das übliche, lustfeindliche Mutter-Dasein.
- Frauen berichten häufig von Abtreibungsversuchen ihrer Mütter, die sie als Embryo überlebt haben.

Qualitäten der Selbstheilungsschritte

Im Gegensatz zu den vorgenannten Themen, die eine auffällige Häufigkeit bei an Endometriose erkrankten Frauen zeigen, wurden für die ersten Heilungs- oder Lösungsschritte keine besonderen Übereinstimmungen gefunden. Diesen Umstand konnte ich auch bei der Untersuchung anderer Frauenerkrankungen feststellen. Zwar tauchen gewisse Eigentümlichkeiten, wie bei Endometriose-Frauen die Entwicklung eines anderen Mutterbildes, auf. Grundsätzlich scheint jedoch, dass der Lösungsschritt im Geflecht der krankheits- und heilungsrelevanten Dimensionen für jede Frau individuell ist. Die Visualisierung *Erster Heilungs- oder Lösungsschritt* lässt jede Frau die für ihre Lebenssituation angemessenen Bilder finden, da die persönliche, familiäre und berufliche Besonderheit eines Frauenlebens zum Zeitpunkt der Beratung jeweils spezifische nächste Handlungsschritte fordert.

Die folgende Auflistung ist lediglich ein Ausschnitt aus den Qualitäten, die Endometriose-Frauen für sich als Trainingsprogramm beschlossen haben.

- Wärme, Hitze, Energie, Licht und Luft in den Beckenbereich bringen, sind das am häufigsten genannte Bedürfnis. Interessant ist, dass auffällig oft die Farbe orange als heilsame Energie visualisiert wird.
- Ein authentisches Bild von sich selbst als weibliche Frau entwickeln.

Eine eigene Vorstellung für das Bild des Mutter-Seins mit Erotik und Sexualität – ein Bild von sich selbst als erotische und sexuell aktive Mutter.
- Schuldgefühle auflösen, um Geborgenheit und Freiheit erleben zu können. Innere Gewissheit, Selbstsicherheit und Konzentration spüren, präsent sein und Wurzeln haben.
- Schutz und Ruhe, Grenzen ziehen, Nein sagen können.
- Das Bedürfnis nach sich auflösen, wegfließen, loslassen, nachgeben können ohne anstrengende Verlustgefühle. Auch bei den Menses als reinigende Blutungen die Kontrolle aufgeben.

MYOME

Myome sind Körpergebilde, die medizinisch als gutartige Tumore der Gebärmutter bezeichnet werden, bestehend aus Muskulatur und Bindegewebe und in verschiedenen Lagen in der Gebärmutter gefunden werden (innen, außen oder in der Gebärmutterwand, seltener als gestielte Myome im Becken neben der Gebärmutter). Myome bestehen aus hartem, weißem, körnigem Gewebe, das ein quirlförmiges Muster hat, und sind bei etwa 20 bis 50 Prozent aller Frauen vorhanden (Nothrup). Myome können Blutungen verursachen, indem sie die Kontraktion der Gebärmutter behindern oder selbst bluten. Die meisten Frauen mit Myomen sind symptomfrei. Myome verändern sich sehr selten zu bösartigem Gewebe. Sie können ihre Größe mit dem Hormonzyklus verändern und sich in den Wechseljahren zurückbilden. Die Ursachen für die Entstehung von Myomen sind ungeklärt. Die medizinische Behandlung erfolgt durch verschiedene Operationstechniken und durch zeitliche Hormongaben. Christine Nothrup und die Ärztin Heide Fischer berichten von positiven Heilungserfahrungen mit Phytotherapie und alternativen Heilmethoden sowie Bewegung und Ernährung.

Innere Bilder von Myomen

Die Beobachtungsergebnisse aus der Selbstheilungspraxis, die ich über die Körpergebilde Myome zusammengestellt habe, stammen aus der

Frauenerkrankungen im Spiegel innerer Bilder

Auswertung von etwa dreißig Selbstheilungsberatungen mit Frauen, die Beschwerden aufgrund ihrer Myome (Blutungen, Druckgefühle im Bauchraum, Unsicherheit in der Frage nach Schwangerschaftsmöglichkeit) bekamen.

Diese Frauen waren im Alter von dreißig bis fünfzig Jahren und lebten mit dem Wissen von einem oder mehreren Myomen zwischen ein bis fünf Jahren vor dem Zeitpunkt der Beratung. Bei einigen Frauen hatten sich nach einer früheren Myom-Operation erneut Myome gebildet.

Als Ergebnisse der Visualisierung *Körpererkundung* wiesen die inneren Bilder der Frauen überraschend viele Übereinstimmungen auf:

- Lagen die Myome im Bereich der inneren Gebärmutterwand und wurden vom Inneren der Gebärmutterhöhle aus betrachtet, sahen sie meist dunkelroten, bläulich-roten oder auch bräunlich-roten Knubbeln ähnlich, oder erschienen wie Vorsprünge, Steine in der Gebärmutterhöhle. Die Knubbel fühlten sich in ihrer Konsistenz meist knotig-steinig oder gummiartig fest an. Viele Frauen konnten dabei ein Pulsieren in dem festen Gewebe spüren.
- Befanden sich die Myome dagegen in der äußeren Schicht der Gebärmutterwand und wurden von den Frauen von außen betrachtet, so verglichen die Frauen sie mit steinigen Gebilden, als weiße, harte »Flächen«, die sich kühl und trocken anfühlten, ähnlich rauher oder spitzer Felsen. Diese weißen Flächen waren in sich gemustert, geriffelt, aufgeraut, mit palmenförmigen Einbuchtungen.
- Die Atmosphäre bei den Myomen wurde wie die Stimmung in kühlen Gebirgszonen als unwirtlich, dunkel und zugig beschrieben.
- Die Beschreibung der mit Myomen verdickten Gebärmütter war ebenfalls oft Bildern von Gebirgslandschaften entlehnt: als schwerer Gebärmutterberg, als dicker Felsen oder als ballähnliches festes Gebilde oder weiße Kugel.

Lebensthemen der Frauen mit Myomen

Folgende Themenkreise wurden in den Bildern der Körpererkundungsreise häufig betont und als weiterer wichtiger Ort im Körper gezeigt:

- Das Herz, wobei Gebärmutter und Herz sich in ihrem Aussehen ähnlich zeigten. Das Herz war ebenso wie die Gebärmutter ein kräftiger Muskel mit ähnlicher Oberflächenstruktur. Bei beiden Körperorganen konnte Traurigkeit und Wut gespürt werden.
- Der Leber- und Gallenbereich: Leber und Galle sind wie die Gebärmutter für die Abbau-, Umwandlungs- und Entgiftungsprozesse im Körper maßgeblich zuständig. Die Leber als völlig überlastete Müllhalde.
- Auch der Magen scheint eine wichtige Rolle für die Herausbildung und Heilungsprozesse von Myomen zu spielen. Eine Frau fand im Bild für ihren Magen eine ekelhafte Brühe, braun-schwarz, verstopfend-dick und voll mit unverdaulichem Zeug. Aus dem Gewebe des Myoms entstand bei der Frage nach der Gestalt der Erkrankung das Bild eines Gnoms, eine Art Gartenzwerg. Es entspann sich ein innerer Dialog, in dem die Frau zu der Gestalt sagte: »Hau ab!« Der Gnom antwortete: »Ich fresse den Schmutz und die Brühe aus deinem Magen; hör auf, den Dreck zu fressen, dann haue ich ab.« Deutlicher kann die Problematik der Ernährung und Verdauung wohl kaum angesprochen werden!

Ein weiterer mit den Myom-Beschwerden verbundener Themenkreis kündigte sich zwar in der jeweiligen Visualisierung zur Körpererkundung bereits an, gewann aber erst im Verlauf der weiteren Beratungsarbeit an Deutlichkeit. Die Aspekte dieses Themenkreises sind:

- sich Raum nehmen können
- Persönlichkeitskontur und Grenzen spürbar werden lassen
- eigene Kreativität entwickeln

Den Aspekt Sich-Raum-nehmen-Können beschrieben die Frauen für sich als auf verschiedenen Ebenen des Erlebens problematisch: sich im Zuhause keinen eigenen Raum zu gönnen, weil die eigene innere Erlaubnis dazu fehlte. Auch in den Visualisierungen erschienen die inneren Räume im Körper als zu wenig, zu eng. Die Belastungen im Alltag mit seinen vielfältigen Anforderungen wurden als überwältigend empfunden. Eine Frau beschrieb, wie dieser Druck von außen sich direkt in Verspannungen im Beckenbereich fortsetzte. Es fehlt, sich selbst Raum zur Persönlichkeitsentfaltung zuzugestehen. Der Druck durch die Anforderungen und Belastungen von außen bewirkt, dass die klare Konturiertheit sich verliert, schwammiger wird: »Wenn ich wenig Freiraum innerlich habe, kann ich schlecht spüren, wo meine Grenzen sind«, was zur Folge hat, aus der Form zu gehen, die Konturen der eigenen Persönlichkeit zu verlieren, unklar zu werden im eignen Wollen und Sein.

Ein wichtiges Merkmal des Alltags dieser Frauen war ein Leben mit undeutlichen Persönlichkeitsgrenzen. Eine Persönlichkeit mit ihren körperlichen und psychisch-seelischen Eigenarten will voll ausgedrückt und erfüllend ausgelebt werden. Ein Dauerzustand von »Nicht-genug-Raum-haben-Können« hat letztlich die Selbstaufgabe zur Konsequenz, die Aufgabe von Individualität und Selbstausdruck, einhergehend mit dem Verlust von Selbstvertrauen.

Eines der ersten Bilder aus der Visualisierung *Körpererkundung* ist das Bild von sich selbst als »die Frau, die du bist«. Dieses innere Bild zeigte bei Frauen mit Myombeschwerden sehr häufig eine negative Selbstwahrnehmung: Die eigene Person wird als undeutlich und verschwommen wahrgenommen oder negativ wie »Ich gefalle mir nicht, finde mich zu alt, unattraktiv, bin enttäuscht von dem Bild«.

In der Selbstheilungsberatung entdeckten die Frauen mit Myombeschwerden die Notwendigkeit, ihre Kreativität zu entwickeln. Was ist mein eigenes weibliches Potenzial – der Sinn des Frauenlebens?

Die Myome erinnerten an eine Kreativität, die außerhalb der Potenz des Kindergebärens liegt, Kreativität als Fruchtbarkeit in anderer Art und Weise. Die Energie und Kraft der Gebärmutter als eine andere Art Schöpfungsmutter. »Meine Myome sind pure Wachstumsenergie, die keinen Platz findet. Jetzt lasse ich die Energie wieder für mich fließen«, entschied eine Frau.

Qualitäten der Selbstheilungsschritte

Obwohl die heilsamen Schritte bei den Myombeschwerden in bemerkenswert hohem Maße zu den oben genannten Themen passen, zeigen die Erfahrungen aus den Selbstheilungsprozessen, dass es keine allgemein gültigen Rezeptpunkte für Selbstheilungsschritte gibt.

Für den Themenkreis »Herz – Gebärmutter« haben Frauen die heilsame Vorstellung gefunden, dass die Gebärmutter und das Herz wieder in Verbindung stehen. Diese Verbindung bewirkte:

- Eine neue Meinung und Haltung sich selbst gegenüber: »Ich will ausstrahlen, mir selbst gefallen.«
- Da dem Bereich der Gebärmutter mit den Myomen in den Visualisierungen fast immer(!) Wärme, Licht, Liebe und Luft fehlten, zeigen die heilsamen Bilder entsprechend diesem Anliegen, wie eine Öffnung geschehen kann: Die Poren der Gebärmutterhaut öffnen sich und nehmen wieder Licht und Kraft auf. Die Gebärmutterwand wird dadurch lebendig, dass dieser Bereich Energie durchlässt und atmet. Der Bauchraum wird »mächtig«, unglaubliches Wachstum und Power werden spürbar, so haben die Frauen es beschrieben.
- Wasser als Energie, die reinigt und in der Visualisierung die Myome von der Gebärmutterwand abspült, tauchte als unterstützendes Symbol in den heilsamen Bildern auf.

Dem Themenkreis, in dem Frauen ihre Grenzen und ihre Kontur neu betonen und sich neue (Lebens-)Räume schaffen, sind die nachfolgenden inneren Bilder zugeordnet:

- Die Gebärmutter bekam eine klare, muskulös-straffe Kontur oder diese Konturierung wurde für ihren gesamten Körper mit seiner Hautgrenze visualisiert.
- Die Erde, der Boden unter den Füßen, wurde als stabile Lebensgrundlage mit den Händen begriffen. Die inneren Bilder zeigen eine klare Körperskulptur, die mit dem Empfinden für den eigenen Platz, den eigenen Raum korrespondiert: »Ich bin richtig da, präsent und kann mich selbst in Ordnung finden.«
- Einige Frauen sahen als Ersten Lösungs- oder Heilungsschritt einen eigenen geborgenen Raum als inneres Bild, ein Haus mit Hof, manchmal mit Garten und Hängematte und Musik: »Mein Raum stellt einen geschützten Rahmen für mich zur Verfügung.« In diesem Raum kann sich kreative Kraft entfalten.

Zum Reinigungs- und Nahrungsaspekt des Krankheitsgeschehens zeigten sich in den inneren Bildern ganz konkrete und praktische Anweisungen, die wie die Zusammenstellung einer Hausapotheke anmuten:

- Wasser und Tränen zur psychischen Reinigung
- Sitzbäder, jeden Tag ein Fußbad
- Frauenmanteltee zur Stärkung der Gebärmutter
- Hirse essen, Kieselsäure zu sich nehmen und Äpfel essen.

Die naturheilkundliche Konkretheit dieser praktischen Hinweise ist wirklich außergewöhnlich im Vergleich zu den Beratungen von Frauen mit anderen Beschwerden!

SCHLUSSWORT

Die Berichte in diesem Buch sind subjektive Selbstheilungsthemen und -wege ohne allgemein gültige absolute Wahrheit. In den Selbstheilungsberatungen finden die Frauen einen kreativen Umgang mit Körper und Krankheit. Sie entwickeln in und durch die inneren Bilder eine eigene neue Sichtweise, mit der sie für sich neue Selbsthilfemöglichkeiten entdecken können. Nehmen Sie bitte die beschriebenen Erfahrungen und Deutungen von Erkrankungen als Anregung. Es sind immer Interpretationen, die nur wahr für die Frau sind, die sie empfunden und erlebt hat! Vielleicht können Sie Ideen für Ihren eigenen Weg aus den Erfahrungen der anderen Frauen und meiner Reflexion entnehmen.

Das Buch soll Sie mit der Möglichkeit einer erfolgreichen Umgangsweise bei Beschwerden und Krankheit vertraut machen – erfolgreich in dem Sinne, dass Frauen im Kontakt mit ihrem Körper eine schöpferische und lustvolle – eben heilsame Lebensweise entwickeln können.

» ... und Heilung ist immer auch ein Wunder!« Krankheit ist ein Geschehen, das auch in einem spirituellen Sinn Bedeutung hat: Als ein Schlüssel zu anderen Wesenheiten, zu anderen Dimensionen, als die, die Sie als Mensch normalerweise kennen lernen können.

Für viele Menschen ist Krankheit ein Tor, durch das sie mit diesen ungewohnten Energien in Kontakt kommen. Keine Energien aus irgendwelchen spiritistischen Sitzungen oder in Form von Poltergeistern. Vielmehr ist das, was wir dabei verspüren können, etwas Altvertrautes, was wir jetzt wieder neu erfahren: Kräfte, die da sind, uns wohlwollend zu geben.

Was Krankheit und Heilung damit zu tun haben? Heilung ist nicht machbar. Sie kann nur durch menschliches Denken und Tun beabsichtigt werden. Wir können unseren Körper in seinen Bedürfnissen unterstützen, für ihn sorgen. Was aber heißt gesund, wer gibt die Definition dafür vor? Heilungsprozesse sind die Erfüllung eines Menschenlebens, der gesamte Lebensweg mit seinen vielfältigen Erfahrungen, der gegangen sein will. Wir verstecken uns gerne vor den Herausforderungen des Lebens, zögern in Angst, wollen von den alten Vertrautheiten nicht loslassen und weitergehen in das Unbekannte.

Krankheit kann hier eine Korrektur bewirken, Hinweise geben und uns zum »Kopf-Wenden« bringen, wenn wir diese Signale so verstehen und deuten wollen. Das Leben selbst bleibt bei aller wissenschaftlicher Erkenntnis und Handlungskompetenz auf der Ebene menschlichen Seins letztendlich unergründlich.

Wenn dieses Buch Ihren Mut zur Selbstheilung gestärkt hat und Sie neugierig geworden sind auf das innere Wissen Ihres Körpers, empfehle ich Ihnen, sich einer Selbstheilungsgruppe anzuschließen oder eine neu zu gründen, um im Austausch mit anderen Frauen innere Reisen zu erleben und Ihre Erfahrungen gemeinsam auszuwerten.

SACHREGISTER

Abschied 11ff, 41ff, 72f, 106ff, 119ff, 124, 126, 132, 154ff
Abstandstechniken 51ff, 126
Abtreibung 110ff, 162
Achterberg, Jeanne 14f, 16, 18ff, 107
Angst 12f, 33f, 38ff, 50ff, 55, 69, 73f, 79f, 92ff, 95ff, 99, 101f, 110ff, 113, 115, 121ff, 129, 131, 135, 139, 147, 157f, 161, 169
Assoziationsspiele 139f
Bauchraum 9, 61, 75, 131, 153ff, 156f, 158, 159f, 161, 165, 167
Becken 9, 11, 39, 59f, 74, 94, 124, 130, 153ff, 157, 161f, 163f, 165
Biofeedback 13, 19, 67
Blockaden 31, 82, 93
Botenstoffe 19f
Brust, -krebs 11, 14, 36, 59, 60f, 70, 73f 80f, 83, 98ff, 101, 108, 112, 114, 130, 131, 146
Depressionen 13
Füße 59ff, 61, 66, 73, 84, 89f, 114, 124ff, 140, 167
Eierstöcke 10, 24, 29, 59, 112, 156, 159, 161
Eigenmacht 15f, 16, 17, 22, 23, 29, 33, 46ff
Eigenverantwortlichkeit 7,21, 28, 33, 40, 44, 91ff, 103
Einsamkeit 13, 101f, 105, 162
Endometriose 9ff, 16, 22, 38, 82, 104f, 110, 141f, 143, 149ff, 152ff, 170
Entspannungstechniken 66
Galle, Gallenblase 73f, 158
Gebärmutter 9, 10, 26, 32f, 59, 75, 85f, 86, 89, 90, 104, 112, 136, 145, 152ff, 156ff, 161f, 163f, 166ff, 169
Gehirn 14, 25
Gewalterfahrung 20, 22, 32ff, 51, 55, 92, 108f
Glaubenssätze 14, 117ff, 141, 155, 157
Grenzen, Grenzverletzung 22ff, 28, 30, 32f, 46, 51, 54f, 57, 69f, 78f, 87, 94, 96f, 100, 119, 126, 144, 163, 164, 166ff
Haut, -erkrankungen 10, 19, 22, 52, 70, 75, 80f, 84, 85f, 98, 100, 108, 126, 156, 161, 167
Herz, -erkrankungen 8,17, 19, 79f, 82f, 97f, 98ff, 115, 135, 136, 140, 154f, 157f, 159, 165, 167f

171

Sachregister

Hormone, Hormonstörungen 10ff, 14ff, 19f, 22, 24ff, 26, 29, 112ff, 147f, 152, 163f
Hypnotherapie 50
Immunsystem 13f, 18ff, 142f
Integrationsarbeit 93
Kehlkopf 155ff, 158, 159
Kinderlosigkeit 10
Klitoris 59, 65, 70, 153
Krebs, Krebserkrankung 13ff, 17f, 26, 98, 99, 101, 103f, 141, 149, 153
Körperbewusstsein 16
Körpererkundung 21, 23, 37ff, 57ff, 63f, 64, 66, 69ff, 74f, 78ff, 82ff, 84, 88, 89f, 91ff, 94, 104, 106, 108, 120, 139, 142, 153, 160ff, 164ff, 167
Körpergeschichte 49
Körperwissen 18, 40, 44, 81, 93, 97, 102
Kontrolle, Kontrollverlust 51, 64f, 75, 94, 111, 113, 116, 135, 150, 159, 163
Kreativität 32, 43, 88, 100, 111f, 158, 165, 167f
Lebensenergie, -kräfte 22, 26, 28, 33, 34ff, 82f, 93, 161
Lebensqualität 12ff, 16, 17, 21, 24, 42f, 106, 107, 118ff, 120, 138, 143ff, 147, 149
Leber 73f, 109, 158ff, 165ff
Leshan, Lerry 103
Lust 8, 11, 28, 40, 43, 83, 114, 123f, 146f, 159, 162
Menstruation, -sbeschwerden 11, 14, 24ff, 34, 68f, 113f, 152, 163
Magen, -geschwür 65, 73, 109, 165f
Migräne 11, 22
Mut, Mutproben 12, 14, 15, 38ff, 41ff, 46ff, 83, 94, 119, 120, 121, 122, 133, 136, 143, 170
Mutter 24, 109, 110ff, 113, 161, 162ff
Myome 22, 75, 111ff, 145, 149f, 151, 163ff
Nerven, -system, Nervosität 11, 19, 60
Neuropeptide, -transmitter 19
Ohlig, Adelheid 16, 147
Ohnmacht 11, 12, 15, 21, 26, 28, 40, 44, 47ff, 74f, 82, 93, 113
Partnerschaft 11, 56, 108
Psychodrama 21, 92, 97, 104, 147
Psychoneuroimmunologie (PNI) 14f, 18

Sachregister

Rituale 8, 18, 117
Rücken, Rückenschmerzen 22, 35f, 41f, 60f, 111, 124, 130f, 135
Rückführung 87
Schilddrüse 22, 72f, 79f, 83f, 97f, 101f, 108, 111f, 114, 134, 145f, 149f, 153f, 156f, 158, 159
Scham 20, 45, 115, 145, 147
Schmerz 9, 10, 19, 33, 35ff, 47, 81f, 89, 93f, 109, 115ff, 135f, 141f, 152ff
Schuld, Schuldgefühle 16, 31, 44ff, 48, 103, 105, 136f, 150f, 163
Schutz, Schutzbedürfnis 28, 40, 43, 48, 52, 55, 61, 78, 80f, 84, 85, 86, 95, 97, 98, 100f, 116, 118, 141, 143, 157, 161, 163
Selbstbild 26, 67ff, 153
Sexualität 10, 11, 118, 119, 163
Sexuelle Gewalt 23, 32, 109
Simonton, Carl Dr. 13ff, 16, 17, 18f, 92
Spiritualität 21, 27, 30, 34, 57, 81, 82, 118, 121, 148, 151, 169
Stoppsignal 72, 78, 82
Stress 58, 92, 110
Suizid 108, 115
Trauer 21, 29, 33, 40, 81f, 93f, 99, 100, 101, 105ff, 122, 129, 142ff, 155, 156, 159, 170
Traurigkeit 73, 92, 93ff, 105, 106, 114, 142f, 144, 156, 165
Trauma 101, 121, 127, 131
Umbruchphasen 94, 97, 108, 109ff
Unterbauch 9, 74
Unversehrtheit 109, 111, 113
Vagina 59, 70, 74, 75, 153
Verlust, -gefühle 10, 26, 27f, 56, 94, 105ff, 108ff, 112ff, 119ff, 122, 143, 153, 155, 162, 163, 166, 170
Verzweiflung 105, 128, 144
Wachstum 15, 21, 22, 28, 30ff, 40, 91, 94, 118, 120ff, 123, 143, 166, 167
Wechseljahre 10f, 22, 25, 163
Weiblichkeit 14, 16, 22ff, 24ff, 31, 57, 67, 84f, 111f, 112f, 150, 162
Wirbelsäule 41f, 48, 59, 111, 124, 130f, 154
Wut 33, 38, 80, 92, 93ff, 99, 105, 106, 115, 117, 121, 143, 155f, 158ff, 160, 161, 162, 166
Zyste 10, 22, 54, 73, 98, 100, 110, 152ff, 154, 157, 158ff

AUDIOPROGRAMM MUT ZUR SELBSTHEILUNG

Geeignet für die individuelle Arbeit mit Visualisierungen zu wesentlichen Selbstheilungsthemen! Sprecherin der Entspannungs- und Visualisierunganleitungen ist Angelika Koppe, begleitet von musikalischer Untermalung.

INNERE REISEN – SELBSTHEILUNGSQUELLEN
Diese CD–Reihe leitet dazu an, die Botschaften des Körpers zu entschlüsseln und die heilenden inneren Kräfte einzusetzen. ISBN 978-3-9809069-6-8
CD Nr. 1: GRUNDLAGEN – Eine sanfte Einführung vermittelt Sicherheit und Zugang zur »Inneren Beraterin«.
CD Nr. 2: KÖRPERERKUNDUNG – Eine innere Reise zu den Orten der Verspannung und Erkrankung.
CD Nr. 3: DER ERSTE HEILUNGSSCHRITT – Erste Lösungsschritte werden sichtbar auf dem Selbstheilungsweg.

HEILSAME LEBENSWEISEN
Die eigenen wahren Wünsche entdecken und Kraft für den persönlichen Erfolg schöpfen. ISBN 978-3-9809069-7-5
CD Nr. 1: MUT HABEN – Ein Blick auf die eigene mutige Seite. Wie sieht Mut aus?
CD Nr. 2: DEN WUNSCH FINDEN – Im Kontakt mit dem inneren Mädchen den Lebenswunsch wiederfinden
CD Nr. 3: NEUE FREIHEIT WAGEN – Die Stimme erheben, den Ton angeben und die »eigensinnliche« erfolgreiche Frau in sich selbst treffen

UMBRUCH UND WANDEL
Stabilisierende Impulse in veränderlichen Zeiten. ISBN 978-3-9809069-8-2
CD Nr. 1: INNERER BLICKWECHSEL – Das Alte abschließen und neue Räume erblicken
CD Nr. 2: STARKE KNOCHEN – INNERE STÄRKE. Innere Bilder zur Stärkung von Körper-Substanz und Wertschätzung
CD Nr. 3: TANZ MIT DEM IMMUNSYSTEM – Innere Power und Abwehrkraft

DIE AUTORIN ANGELIKA KOPPE

Leiterin des Instituts ANGELIKA KOPPE & PARTNERINNEN für Selbstheilungskompetenz und Gesundes Coaching

Diplom-Pädagogin für Erwachsenenbildung, Soziotherapeutin für chronisch und lebensbedrohlich Erkrankte, Fachauditorin für Qualitätssicherung im Bildungsbereich, Ausbilderin, Trainerin und Coach.

Mitfrau im Verband der Wildwuchsberaterinnen sowie im AKF, Arbeitskreis Frauengesundheit in Medizin, Psychotherapie und Gesellschaft e.V.

Frau Koppe begleitet seit über 20 Jahren Menschen bei der Aktivierung ihrer Selbstheilungskräfte.
Als Coach berät sie Führungskräfte aus verschiedenen Unternehmen bei der Gestaltung einer gesundheitsförderlichen Berufssituation.

WEITERE VERÖFFENTLICHUNGEN ZUR METHODE WILDWUCHS

Von Angelika Koppe

Dein Körper ist ein weiser Coach – Körperorientiertes Coaching im Beruf
  Diametric Verlag 2005

„Wildwuchs – Eine Methode zur Aktivierung von Selbstheilungskräften"
  in: Bettina Berger (Hrsg.), Raum für Eigensinn – Ergebnisse eines
  Expertentreffens zur Patientenkompetenz
  KVC Verlag 2011

„Methode Wildwuchs: Vertrauen Sie auf Ihre Selbstheilungskräfte"
  in: Ewald Becherer / Adolf Schindler (Hrsg.), Endometriose – Rat und Hilfe
  für Betroffene und Angehörige
  Kohlhammer 2010

Christina Sachse, Angelika Koppe, Gisela A. Sticker
  Die Schilddrüse: Kleines Organ mit großer Wirkung, 2012

„Innere Bilder – Was sie von sexuellen Gewalterfahrungen erzählen und wie
  sie heilsam wirken können"
  in: Tanja Rode (Hrsg.), Bube, Dame, König – DIS, Dissoziation als
  Überlebensstrategie im Geschlechterkontext
  Mebes & Noack 2009

„ ... und wieder das Wunderbare des eigenen Körpers erleben können..!"
  in: Wanda Bluhm (Hrsg.), Spirituelle Heilung nach sexueller Gewalt
  Orlanda 2007

Im Moment erst als Manuskript vorhanden gibt es ein spezielles Buch über Erfahrungen mit der Methode Wildwuchs für Frauen mit Endometriose, Veröffentlichung geplant 2013

Von anderen AutorInnen

Erfahrungen einer von Brustkrebs genesenden Frau in der Zeitschrift MAMMA MIA!:
„METHODE WILDWUCHS – Ein neuartiger Umgang mit Körper und Krankheit", 2009

Martina Schröder, Annerose Scheuermann, u.a.
  Endometriose: Endometriose verstehen – Meinen Weg gehen, März 2006

Gabriele Pröll
  Meine Tage: Quelle weiblicher Kraft und Intuition
  Goldmann Verlag 2003

Heide Fischer
  Frauenheilbuch, Naturheilkunde, medizinisches Wissen und Selbsthilfetipps
  für eine ganzheitliche Frauengesundheit
  Nymphenburger 2004